U0344237

AME 外科系列图书 6B027

中国中青年医生乳腺癌手术视频精选集

主编：蒋宏传

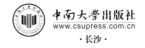

中南大学出版社
www.csupress.com.cn
·长沙·

AME
Publishing Company

图书在版编目（CIP）数据

中国中青年医生乳腺癌手术视频精选集/蒋宏传主编. —长沙：中南大学出版社，2020.10
ISBN 978 - 7 - 5487 - 4181 - 7

Ⅰ.①中　Ⅱ.①蒋…　Ⅲ.①乳腺癌-外科手术　Ⅳ.①R737.9

中国版本图书馆CIP数据核字(2020)第179751号

AME 外科系列图书 6B027

中国中青年医生乳腺癌手术视频精选集

ZHONGGUO ZHONGQINGNIANYISHENG RUXIANAISHOUSHUSHIPIN JINGXUANJI

主编：蒋宏传

□丛书策划	郑　杰　汪道远	邮编：410083	
□项目编辑	陈海波　廖莉莉	发行科电话：0731-88876770	
□责任编辑	孙娟娟　代　琴　江苇妍　董　杰	传真：0731-88710482	
□责任校对	石曼婷	□策 划 方	AME Publishing Company
□责任印制	易红卫　潘飘飘	地址：香港沙田石门京瑞广场一期，16 楼 C	
□版式设计	林子钰　朱三萍	网址：www.amegroups.com	
□出版发行	中南大学出版社	□印 装	天意有福科技股份有限公司
	社址：长沙市麓山南路		

□开　　本	710×1000　1/16　□印张9.5　□字数143千字　□插页	□书　　号	ISBN 978 - 7 - 5487 - 4181 - 7
□版　　次	2020 年 10 月第 1 版　□2020 年 10 月第 1 次印刷	□定　　价	116.00 元

编委风采

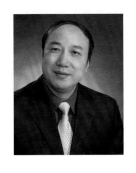

主编：蒋宏传　乳腺外科主任，主任医师，教授，硕士研究生导师

首都医科大学附属北京朝阳医院

中国医师协会乳腺疾病培训专家委员会主任委员

北京医学会乳腺疾病分会副主任委员

北京肿瘤学会乳腺外科专业委员会副主任委员

中华医学会外科学分会乳腺外科学组委员

中华医学会肿瘤学分会乳腺学组委员

国家药品监督管理局新药审评专家

《中华外科杂志》《中华乳腺外科杂志》《中国微创外科杂志》等杂志编委、常务编委。

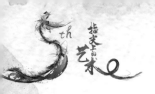

编委（以姓氏拼音首字母为序）：

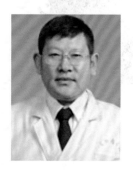

崔树德　教授，硕士生导师，国务院政府特殊津贴专家

河南省肿瘤医院

中国抗癌协会乳腺癌专业委员会常务委员，中国医师协会乳腺疾病培训专家委员会副主任委员，河南省抗癌协会乳腺癌专业委员会主任委员。

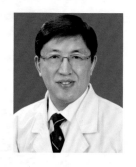

范志民　教授，主任医师，博士研究生导师

吉林大学第一医院

中华医学会外科学分会乳腺外科学组副组长，中国医师协会外科医师分会乳腺外科医师专业委员会副主任委员，中国医药教育协会乳腺疾病专业委员会副主任委员，中华医学会肿瘤学分会乳腺癌学组委员，中国医师协会乳腺疾病培训专家委员会副主任委员，中国抗癌协会乳腺癌专业委员会常务委员，中华预防医学会妇女保健分会乳腺保健与乳腺疾病防治学组委员，吉林省医师协会乳腺疾病专业委员会主任委员。

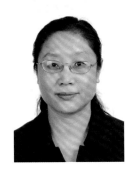

耿翠芝 外科学博士，主任医师，教授，博士生导师

河北医科大学第四医院

现任河北医科大学第四医院副院长，兼任中国抗癌协会乳腺癌专业委员会常务委员，中华医学会肿瘤学分会乳腺癌学组委员，中国医师协会乳腺疾病专家培训委员会常务委员，河北省抗癌协会副理事长兼秘书长，河北省乳腺癌专业委员会主任委员，《中华外科杂志》《中国肿瘤临床》《中华乳腺病杂志（电子版）》《中国全科医师杂志》编委。

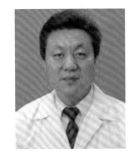

何建军 主任医师，教授，医学博士，博士生导师

西安交通大学第一附属医院

现任西安交通大学第一附属医院乳腺外科主任，从事肿瘤外科临床及科研工作30年；连续5年负责举办国家级乳腺癌继续医学教育（continuing medical education，CME）项目，多次作为讲者受邀参加中国乳腺癌高峰论坛，获得陕西省科技进步二等奖、三等奖各一项。作为分中心课题负责人参与2016年国家科技部重大专项"乳腺癌专病队列研究"；主持和参与国家自然科学基金2项；发表SCI收录文章45篇。《中国肿瘤临床》《南方医科大学学报》特约审稿专家，《现代肿瘤医学》编委。

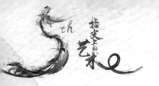

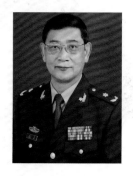

姜军 主任医师，教授，博士研究生导师

陆军军医大学第一附属医院（重庆西南医院）

乳腺甲状腺外科名誉主任，兼任中华医学会肿瘤学分会乳腺癌学组副组长，中国医师协会外科医师分会乳腺外科医师委员会副主任委员等；《中华乳腺病杂志（电子版）》主编。先后主持和承担国家及省部级课题20余项，主编3部专著；以第一作者和通讯作者发表论文300余篇，其中在国外SCI期刊发表论文60余篇。获得包括中华医学科技奖一等奖、军队医疗成果奖一等奖等7项奖项。2010年获我国乳腺癌研究个人荣誉最高奖"金显宅乳腺癌研究纪念奖"。

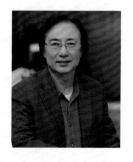

金锋 教授，主任医师，博士生导师

中国医科大学附属第一医院

现任中国医科大学附属第一医院乳腺外科主任，辽宁省抗癌协会乳腺癌专业委员会主任委员，中国临床肿瘤学会（Chinese Society of Clinical Oncology，CSCO）理事会理事，中华医学会肿瘤分会乳腺肿瘤学组副组长，中国老年学学会乳腺癌分会委员会副主任委员，中国康复医学会修复重建美容外科分会常务委员，北京乳腺病防治学会外科专业委员会副主任委员，中国抗癌协会乳腺专业委员会常务委员，中华医学会外科分会乳腺癌学组委员，辽宁省医学会外科学分会乳腺外科学组组长。

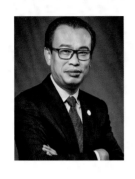

凌瑞 主任医师，教授，博士生导师

空军军医大学西京医院

甲状腺乳腺血管外科主任。中华医学会外科学分会乳腺外科学组委员，中华医学会肿瘤学分会乳腺癌学组委员，中华医学会肿瘤学分会乳腺癌学组委员，中国医师协会外科医师分会乳腺疾病培训专家委员会常务委员，中国医师协会外科医师分会甲状腺外科医师委员会常务委员，陕西省医师协会乳腺甲状腺外科专科医科分会会长，全军普通外科专业委员会常务委员。

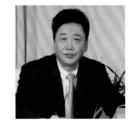

刘运江 教授，主任医师，博士生导师

河北医科大学第四医院

河北省中青年突出贡献专家，河北医科大学外科学学科带头人，河北医科大学第四医院副院长。兼任中国医药教育学会常务理事及乳腺疾病专业委员会副主任委员，中国健康管理协会健康科普专业委员会常务副主任委员，中国抗癌协会乳腺癌专业委员会委员，国家肿瘤质控中心乳腺癌质控专家委员会委员，中华预防医学会妇女保健分会乳腺疾病预防学组专家委员，中国医师协会外科医师分会乳腺外科医师专业委员会常务委员，中华医学会外科分会乳腺外科学组委员，CSCO乳腺癌专家委员会常务委员，中国抗癌协会肿瘤整形专业委员会常委等。

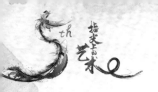

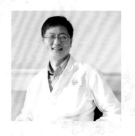

陆劲松 主任医师，教授，博士生导师

上海交通大学医学院附属仁济医院

现任上海交通大学医学院仁济医院乳腺外科主任，乳腺疾病多学科综合治疗团队（multidisciplinary team，MDT）召集人，CSCO理事，中国医药教育协会乳腺疾病专业委员会副主任委员，中国抗癌协会肿瘤标志专业委员会乳腺癌标志物协作组副组长，中国抗癌协会家族性肿瘤专业委员会常务委员，中国医师协会外科分会MDT委员会委员，中国医师协会外科医师分会乳腺外科医师专业委员会委员，上海抗癌协会乳腺癌专业委员会副主任委员，上海基因健康专业委员会常务委员，曾荣获上海市十佳医生称号（2012年）。

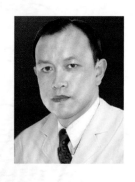

毛大华 贵州省乳腺疾病治疗首席专家

贵州医科大学附属乌当医院

现任贵州医科大学附属乌当医院院长，贵州医科大学附属医院乳腺外科主任、普外科副主任、外科教研室副主任。从事外科临床医疗、教学及科研工作近30年，对普外重危疑难患者有丰富的诊治经验。擅长乳腺外科疾病的诊治和整形手术，对乳腺癌有深入研究，在乳腺癌常规手术的基础上先后开展了乳腺癌根治性手术中肋间臂神经保留、乳腺癌保留乳房手术、乳腺癌根治术后一期或二期乳房重建等手术。

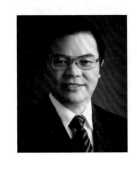

唐金海　主任医师，博士生导师，国务院特殊津贴专家

江苏省人民医院

江苏省人民医院书记，南京医科大学副校长，兼任中国医院协会副会长，现任中国医师协会乳腺疾病培训委员会副主任委员，中国抗癌协会乳腺专业委员会委员，CSCO执行委员会委员，中国抗癌协会常务理事，江苏省抗癌协会乳腺癌专业委员会主任委员，江苏省医学会肿瘤学分会主任委员，江苏省医院协会肿瘤医院分会主任委员，江苏省中西医结合学会乳房病专业委员会主任委员，《中国肿瘤外科杂志》主编，著有《乳腺癌综合治疗》等学术专著。被江苏省政府授予"突出贡献中青年专家"称号。

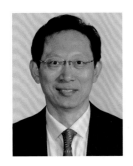

王川　医学博士，主任医师，教授，博士研究生导师

福建医科大学附属协和医院

福建医科大学附属协和医院乳腺外科主任，中华医学会外科学分会乳腺外科学组委员，福建省医学会肿瘤学分会副主任委员，福建抗癌协会乳腺癌专业委员会副主任委员，福建省医学会外科学分会乳腺外科学组组长。

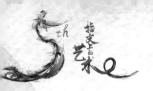

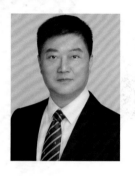

王海波 教授，博士生导师

青岛大学附属医院

现任青岛大学附属医院乳腺病诊疗中心主任，兼任中国临床肿瘤协会乳腺癌专业委员会副主任委员，中国抗癌协会乳腺癌专业委员会常务委员，中国医师协会乳腺专业培训专家委员会常务委员，中国医药教育协会乳腺疾病分会常务委员，中国医学促进会乳腺整形分会常务委员，中国医师协会微创专业委员会乳腺分会副主任委员，山东省抗癌协会乳腺癌分会副主任委员，山东省医师协会乳腺、甲状腺专业分会副主任委员，青岛市医学会乳腺专业分会主任委员。

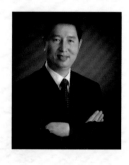

王水 教授，博士生导师，主任医师

江苏省人民医院

江苏省人民医院副院长，江苏省重点医学人才、六大人才高峰项目重点人才、333工程人才，兼南京医科大学第一临床医学院临床医学基础实验教学中心主任、内分泌乳腺外科病区主任，以及中华医学会外科学分会内分泌乳腺外科学组委员兼秘书，江苏省中西医结合学会外科学分会和乳腺外科学组副主任委员等职务。其从事的乳腺癌前哨淋巴结活检、微小转移等研究位居国内同行前列，申请2项国家发明专利。近5年带教硕、博士研究生25人。

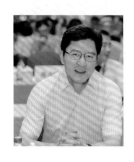

吴炅 主任医师、教授、博士生导师

复旦大学附属肿瘤医院

现任复旦大学肿瘤医院副院长，药物临床试验机构主任，中国抗癌协会（Chinese Anti-cancer Association，CACA）乳腺癌专业委员会候任主任委员，CACA软组织肿瘤专业委员会委员，上海市抗癌协会分会主任委员，上海市医学会肿瘤专科分会副主任委员，上海市医学会肿瘤靶分子专科分会主任委员。

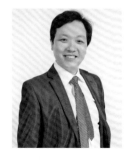

杨红健 主任医师，教授，研究生导师

浙江省肿瘤医院

浙江省肿瘤医院乳腺外科主任，中国医师协会乳腺疾病培训专业委员会常务委员、乳腺外科医师委员会委员，中国医药教育协会常务理事、乳腺疾病专业委员会副主任委员、浙江分会主任委员，中国抗癌协会乳腺癌专委会委员、浙江省副主任委员、中国研究型医院学会乳腺专委会常委。《中国肿瘤》《中华乳腺病杂志（电子版）》等杂志编委。

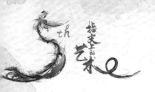

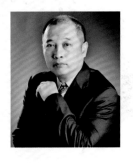

余之刚 教授，博士生导师，泰山学者特聘专家

山东大学第二医院

现任山东大学第二医院乳腺外科主任，山东大学乳腺疾病防治转化医学研究所所长，中华医学会外科学分会乳腺外科学组委员兼秘书，中国医师协会乳腺疾病培训专家委员会副主任委员，中国医药教育协会乳腺疾病专业委员会副主任委员，中国临床肿瘤学会乳腺癌专业委员会常务委员，中华医学会肿瘤学分会乳腺癌学组委员，山东省抗癌协会乳腺肿瘤分会主任委员，山东省医学会外科学分会副主任委员。

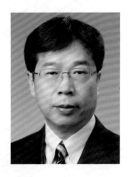

张建国 教授

哈尔滨医科大学附属第二医院

哈尔滨医科大学附属第二医院乳腺外科主任，兼任中华医学会外科分会乳腺学组委员，中华医学会肿瘤分会乳腺学组委员，中华预防医学会妇女保健分会乳腺组委员，中国医师协会乳腺专家培训委员会常务委员，中国医师协会外科医师分会乳腺外科医师专业委员会常务委员，中国医药协会乳腺疾病专业委员会副主任委员，中国医促会乳腺疾病分会副主任委员，中国抗癌协会乳腺癌专业委员会常务委员，黑龙江省医学会乳腺疾病分会主任委员，*Annals of Surgery*中文版乳腺专刊、*JCO*中文版乳腺专刊、《中华乳腺病杂志（电子版）》编委。

作者（以姓氏拼音首字母为序）：

陈道宝
浙江省肿瘤医院

陈军
南昌市第三医院

陈晰
哈尔滨医科大学附属第二医院

樊菁
空军军医大学西京医院

郝晓鹏
解放军总医院第五医学中心

胡哲
台州市中心医院

金功圣
蚌埠医学院第一附属医院

李世超
陆军军医大学第一附属医院

梁燕
陆军军医大学第一附属医院

马小鹏
中国科学技术大学附属第一医院（安徽省立医院）

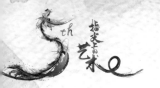

马晓东
潍坊市中医院

王瑞卿
临沂市人民医院

齐晓伟
陆军军医大学第一附属医院

吴迪
吉林大学第一医院

任林
陆军军医大学第一附属医院

许双塔
福建医科大学附属第二医院

唐鹏
陆军军医大学第一附属医院

杨汐
陆军军医大学第一附属医院

AME 外科系列图书序言

我们AME旗下的心胸外科杂志*Annals of Cardiothoracic Surgery*有一位来自美国罗切斯特（Rochester）的作者，他是个左撇子。在进入外科学习的初始阶段，他遇到了很大障碍，例如，术中使用剪刀和完成打结动作时，他的动作都与教科书上要求的动作相反，于是在手术台上经常"挨老师打"。

后来，他将自己的这段经历和经验总结成文，并发表在一本期刊上，希望能够帮助到与自己"同病相连"的其他外科医生。出乎意料的是，那篇文章发表之后，无数外科医生给他发邮件，向他请教和探讨左撇子医生应该如何接受外科培训，等等。后来，他认识了*Annals of Cardiothoracic Surgery*的主编Tristan D. Yan教授，恰好Tristan也是一位左撇子医生。Tristan鼓励他去做一名心脏外科医生，因为在心脏外科手术中，有一些步骤需要使用左手去完成缝合等动作。Tristan的观点是，外科医生最好左右手都训练好。

前段时间，我陪女儿第一天去幼儿园报到的时候，与幼儿园老师聊了一会，最后，老师问我们家长，有哪些需要注意的地方。我特地交代老师，千万不要将我女儿的用手习惯"矫正"了，让她保持自己的左撇子。老师很惊讶地问我为什么。

2013年12月7日，我们在南通大学附属医院举办了第二届AME学术沙龙，晚餐之后，上海市中山医院胸外科沈亚星医

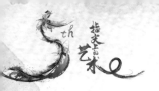

生带领我们几位学术沙龙委员去他的房间喝茶。酒店的电梯位于中间，出了电梯，先向左，再向左，再向左，再向左，然后，到了他的房间门口。我们一群人虽然被绕晕了，但是，还是有点清醒地发现他的房间其实就在电梯口的斜对面，顿时，哈哈大笑。他第一次进房间的时候，就是沿着这个路线走的，所以，第二次他带我们走同样的路。亚星说，其实，这就是"典型的"外科医生！

每一个手术步骤，每个手术动作，都是老师手把手带出来的，所以，很多外科医生喜欢亲切地称呼自己的老师为"师傅"。

如何才能成为一位手术大师？除了自身的悟性和勤奋之外，师傅的传授和教导应该是一个很重要的因素。犹如武林，各大门派，自成体系，各有优劣，这是一个不争的事实，外科界亦是如此。

于是，对于一位年轻的外科医生而言，博采众家之长，取其精华，去其糟粕，显得尤为重要。所以我们策划出版了这个系列的图书，想将国内外优秀外科团队的手术技艺、哲学思考和一些有趣的人文故事，一一传递给读者，希望能够对外科医生有一点启发和帮助。是为序。

汪道远

AME出版社社长

前言

近年来，乳腺癌发病率居高不下，成为威胁女性健康最常见的恶性肿瘤。因此，对乳腺癌进行精准的鉴别诊断，并以最小的治疗代价，最大限度地保护女性健康及尊严，成为每一位乳腺外科医生的不懈追求。

自20世纪70年代以来，乳腺癌改良根治术（保乳）因其既能达到根治目的又能保存乳房原本功能及外表，而渐渐成为乳腺癌外科治疗的标准术式之一。前哨淋巴结活检术改变了以往认为只有传统乳房切除术配合腋下淋巴结清扫才能治愈乳腺癌的偏见，成为早期乳腺癌治疗的第一道防线。而在大数据、精准医疗等新技术、新理念涌现的背景下，对患者的精准诊断、治疗都出现了不同程度的个体化差异。因此，肿瘤整形保乳手术、乳房重建手术等术式的发展也为治疗乳腺癌提供了新的方法和思路。

为了令广大乳腺外科医生对术式选择及手术操作方式有更深刻的认识，本书特别对2014—2018年五届"中国中青年医师乳腺癌手术视频大赛"获奖视频进行了汇编。全书以18个精选病例为基础，以"病例分享+手术视频"的形式，解读乳腺癌治疗规范及对不同的患者，选择适合的、可操作的手术方式和手术技巧，为各级乳腺外科医生手术技能的提高，提供实实在在的帮助。

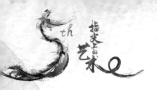

　　此次有幸主编本书，本人倍感自豪，编著的过程也是一次再学习的宝贵经历。在本书的编著和筹备过程中，得到了各位编委同仁的大力支持。在此衷心感谢全体编委为此付出的辛勤努力，希望本书的出版能够为乳腺癌规范化、精准化、个体化治疗，提高乳腺癌患者的生活质量等方面贡献绵薄之力。

蒋宏传

首都医科大学附属北京朝阳医院乳腺外科

目　录

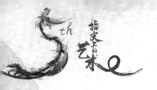

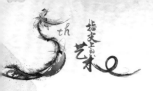

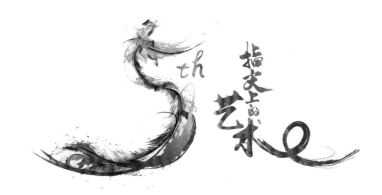

第一部分

2014年全国乳腺癌手术病例精选

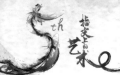
病例1 乳腺癌改良根治术

病例简介

基本情况

　　患者，女，43岁，左乳外侧距离乳头约3 cm处约2.5 cm×2.5 cm肿块，质实偏硬，边界不清，腋窝等区域淋巴结无明显肿大。病理：左乳浸润性导管癌Ⅲ级。临床诊断：左乳腺癌（cT2N0M0，Ⅱ期）。

辅助检查

　　1. B超检查：双乳腺体略增厚，光点略密，腺体回声分布不均匀，结构略紊乱。左乳外侧见低回声结节团，大小约16 mm×15 mm，边缘欠完整，边界不清，彩色多普勒血流显像（color Doppler flow imaging，CDFI）示周边血流信号。右乳未见明确肿块回声。双侧腋窝未见明确肿大异常淋巴结回声。肝胆胰脾未见明显异常光团。

　　2. 乳腺钼靶检查：左侧乳腺外上可见大片状不规则影，边界模糊不清，局部密度较高，局部可见大片散在簇状钙化影，右侧乳腺未见明显肿块密度影，两侧乳腺腺体显示较致密，两侧乳腺皮肤及乳头显示尚可，两侧腋窝未见明显肿大淋巴结影（图1-1）。

　　3. 细胞学检查：（左乳头溢液）见少量腺癌细胞。

　　4. 空芯针穿刺活检：（左乳）浸润性导管癌Ⅲ级。

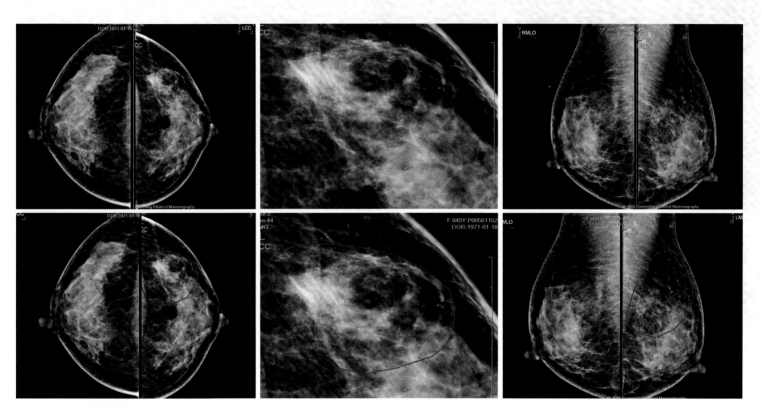

图 1-1 乳腺钼靶检查影像

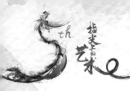

临床诊断

左侧乳腺癌cT2N0M0 Ⅱ期。

诊疗方案

1. 患者无保乳愿望，要求全乳切除，拒绝乳房重建。

2. 拟行左乳癌改良根治术+腋窝前哨淋巴结活检。（若前哨淋巴结阳性则行腋窝淋巴结清扫）

手术方式

根据患者肿块大小及肿块距离乳头3 cm，常规可以考虑保乳根治术，但患者有乳头淡黄浆液溢液，且浆液中细胞学检查找到肿瘤细胞，保留乳头不宜，同时钼靶提示病灶呈大片范围不规则影伴簇状钙化（考虑伴比较广泛的导管内癌成分），故保乳不推荐，建议：全乳切除+乳房重建+腋窝前哨淋巴结活检，腋窝淋巴结清扫准备，患者拒绝Ⅰ期乳房重建。

手术步骤

1. 一般建议留置导尿，常规消毒铺巾。

2. 该患者伴乳头溢液，故首先需要用癌表面胶封闭乳头，做好无瘤操作。

3. 切口选择：根据肿瘤部位、穿刺点等选择横切口、纵切口或斜切口。由于横切口具有更佳的皮瓣供血、美容效果并有利于Ⅱ期乳房重建而被临床首选，切除范围包括乳头、乳晕、肿瘤及肿瘤表面皮肤（一般旁开2~3 cm）、穿刺点。术前设计切口做好标记更佳。

4. 前哨淋巴结活检：可采用核素法和（或）染料法或联合法寻找前哨淋巴结。我们大多采用染料法（常用亚甲蓝）1 mL于乳晕外上皮内单点注射（1 mL足够），适当按摩，3~5分钟后开始手术。前哨淋巴结可另取腋窝皮纹切口，也可与乳房切除切口相合，这更符合患者的意愿（如该患者）。同乳房切除分离外上区域皮瓣，术中可见染色淋巴管；结扎离断淋巴管，常可见伴行的胸外侧血管分支；并沿淋巴管分离至腋窝，可见腋窝染色淋巴结数枚，也可见数根染色淋巴管输入至淋巴结，即为前哨淋巴结；切除后探查腋窝有无其他肿大淋巴结，若有则一并切除，将淋巴结送术中冷冻快速病理检查。术中注意细致分离、止血，避免损伤横跨腋窝的肋间臂神经。在等待前哨淋巴结病理结果时可进行乳房切除。

5. 分离皮瓣：手术刀切开皮肤真皮层、电刀切开全层（电刀尽量靠近乳头乳晕方向的病灶端；或可考虑手术结束后修剪皮瓣边缘，同时有助于皮瓣血供的判断，但使用电刀的整齐度不如手术刀片）。在皮下于浅筋膜浅层分离皮瓣，注意电刀功率及电刀接触时间。助手对皮瓣的牵拉显露非常重要，但暴力可能致皮瓣及皮瓣血管网损伤，掌握组织的各层次是关键，认真处理少量横穿血管分支，出血量一般极少。分离范围：上至锁骨下、下至乳房下皱襞下方2 cm，内侧至胸骨旁、外侧至背阔肌前缘。

6. 切除乳房：建议自上而下、平行胸大肌肌纤维方向游离，保持适当张力剥离胸大肌筋膜。注意处理内乳血管的穿支，尤以第2肋间胸骨旁的血管支较粗大，宜细致结扎。另外，慎重对待胸大肌表面，特别是前锯肌表面肋间血管分支压力较高，容易回缩出血。在乳房切除过程中，于乳房内下区可见腹直肌前鞘，一般不做切除，肿瘤距其较近时可以一并切除。该患者腋窝前哨淋巴结术中冷冻病理检查报告示左腋窝前哨淋巴结1/4只转移性腺癌，则继续行腋窝淋巴结清扫术。

7. 腋下清扫：沿胸大肌外侧缘进入腋窝，可见胸外侧血管伴行胸内侧神经进入胸大肌，胸内侧神经绕行和（或）穿过胸小肌支配胸大肌外侧1/3，注意保护血管（若胸外侧血管旁淋巴结肿大明显，可以切除胸外侧血管，神经一般难以累及，若淋巴结融合或浸润明显应根据清扫需要可一并切除）。胸外侧神经伴行胸尖峰血管，一般不容易受到手术损伤。胸尖峰血管根部组织应在清扫范围。沿胸大肌外侧分离可到达舌状脂肪区域，予一并清除，其深面即可见臂丛神经、头静脉等。往下方游离并切开胸喙锁筋膜（致密）即可见腋静脉，沿腋静脉往下将供应乳房的血管仔细游离结扎，注意保护肩胛下血管及伴行的胸背神经及紧贴胸壁的胸长神经，清

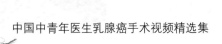
扫时宜注意胸外侧三角区域（腋静脉、背阔肌外侧缘、肩胛下血管构成的三角区）一并清除。常规清扫腋中下组淋巴结，上缘系胸小肌内侧（胸尖峰血管），若淋巴结肿大明显或腋上区扪及肿大淋巴结则进一步清扫腋上组淋巴结，若暴露困难，可以切除胸小肌或经胸大肌间沟入路或胸小肌内侧缘入路清扫腋上组淋巴结。清扫过程建议麻醉适当加深，以便加强肌肉松弛。

8. 切除病灶，创面冲洗止血，放置负压引流管（建议腋窝及胸骨旁各放置一根）。缝合切口，建议使用可吸收线做皮内缝合。

9. 切口无菌纱布敷料覆盖，腋窝适当填充。加压包扎。术毕。

病理结果

（左）乳外上象限浸润性导管癌Ⅲ级，部分为导管内癌，累犯周围纤维、脂肪组织（肿瘤总体积约4.6 cm×4.3 cm×1.5 cm）。转移至左腋窝前哨1/4淋巴结、腋下组淋巴结0/17、腋中组淋巴结0/4、腋上组淋巴结0/2、胸肌间淋巴结0/2。

免疫组化单克隆抗体及癌基因检测：CerbB-2（+++）、ER（-）、PR（-）、Ki-67阳性细胞数30%。

术后治疗

予术后辅助化疗AC方案4周期→TH方案4周期→H方案14周期。

专家简介

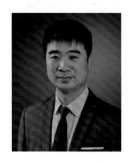

陈道宝　主任医师

浙江省肿瘤医院乳腺外科，浙江省肿瘤医院台州院区副院长

中国医药教育协会乳腺疾病专业委员会浙江分会常务委员兼秘书长，浙江省抗癌协会乳腺癌专业委员会青年委员会委员，海峡两岸医药卫生交流协会海西乳腺微创美容外科专家委员会委员。年门诊量3 500余人，乳腺肿瘤年手术600余人，拥有多项外科新技术及国家专利，具有丰富的理论和临床实践经验。主持省科技厅课题1项、省卫健委课题2项、省中医药管理局课题1项，发表论文20余篇。

手术视频

扫码在线观看手术视频

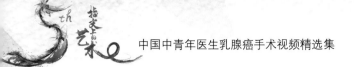

中国中青年医生乳腺癌手术视频精选集

病例2　右乳癌改良根治术一例

病例简介

基本情况

　　患者，女，50岁，确诊右乳癌3个月，新辅助化疗4周期，入院日期为2014年5月9日。患者于2012年8月无意间发现右乳肿块，约黄豆大小，至当地医院行彩超检查，提示：乳腺增生，未引起重视，右乳肿块逐渐增大，来蚌埠医学院第一附属医院就诊，行右乳肿块穿刺取活检，病理报告诊断（IHC20140516）：（右）浸润性导管癌，Ⅱ级。首诊肿瘤体积约60 mm×70 mm×60 mm，腋窝淋巴结有转移，融合成团。化疗前分期：T3N2M0，ⅢA期，在医院肿瘤内科行表柔比星+紫杉醇方案化疗4周期，患者自述肿瘤明显缩小，要求手术，遂转入乳腺外科行手术治疗。病程中患者无乳头溢血，无乳头、乳晕糜烂，无乳房外伤史，既往10年乙型肝炎病史，14年前曾行卵巢囊肿切除术。否认食物药物过敏史。无家族性、遗传性病史。20岁结婚，育有1女。月经情况：患者未绝经，12（3~5）/（28~30）2014年4月15日。

专科查体

　　双侧乳房外形对称，乳头、乳房皮肤未见异常，左乳未触及明显肿块，右乳头外侧（原肿瘤部位）似乎可

8

触及局部腺体稍增厚肿块，右侧腋窝、右锁骨上窝未触及肿大淋巴结。左侧乳房及腋窝无异常。

辅助检查

彩超：双侧乳房乳腺腺体厚12.5 mm，皮下脂肪层厚16 mm，腺体回声增强，颗粒增粗，见高低不均回声相间分布。右乳9点钟处见7.9 mm×24.5 mm片状低回声，外形不规则，边界欠清，内见直径0.8 mm以下的强回声多个，未见明显血流。双侧腋窝见数枚淋巴结，形态结构无异常（图2-1）。

乳腺钼靶检查：右乳外象限可见局部等高密度不规则肿块，边缘模糊伴毛刺，其内见簇状分布多发细小多形性钙化，BI-RADS分类为5类（图2-2）。

乳腺MRI（保乳术和新辅助疗效评判）：无。

血液血常规及生化指标等化验结果无异常。腹部彩超、妇科彩超未见异常。

发射型计算机断层显像（emission computed tomography，

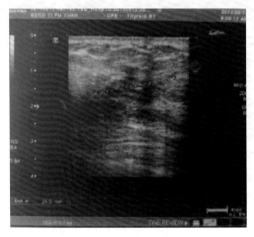

图 2-1　彩超影像学

ECT）：第4腰椎异常放射性核素增浓，考虑肿瘤骨转移可能，建议随访（图2-3）。

腰椎电子计算机断层扫描（computed tomography，CT）：未见异常（图2-4）。

腰椎磁共振成像（magnetic resonance imaging，MRI）：提示椎间板炎（图2-5）。

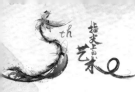
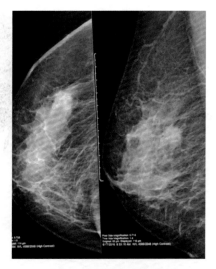

图 2-2　钼靶检查影像

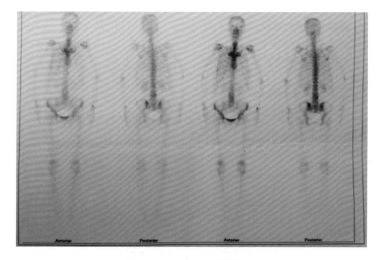

图 2-3　ECT 影像

临床诊断

右侧乳腺癌（新辅助化疗后）cT2N0M0 ⅡA期。

穿刺活检（新辅助化疗前）

乳腺病灶的穿刺活检和腋窝淋巴结的穿刺。活检

病理结果和分子分型：浸润性导管癌；免疫组化：ER（+/−），PR（++），HER2（2~3+），P53（++），Ki-67阳性细胞数50%。FISH：HER-2信号呈簇状分布，HER-2基因扩增；该患者17号染色体为多倍体，Luminal B型。

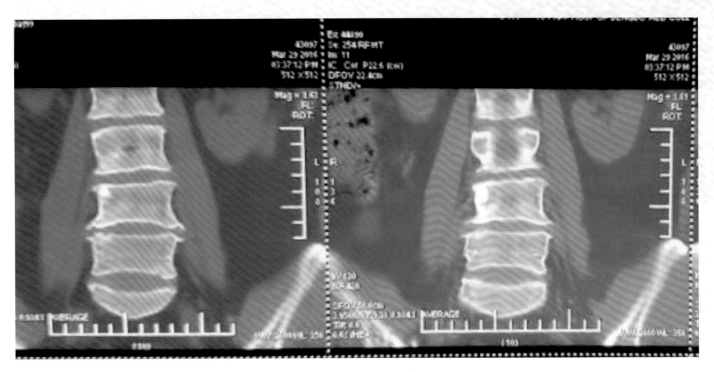

图 2-4　腰椎 CT 影像

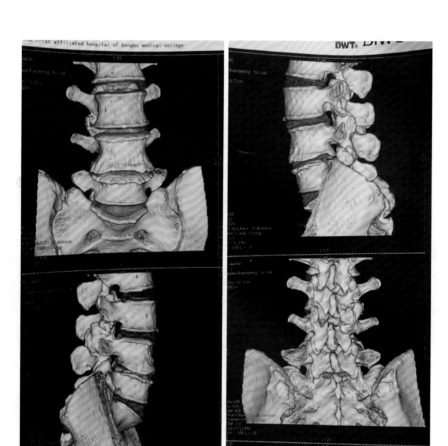

图 2-5　腰椎 MRI 影像

手术方式

右乳腺癌改良根治术+（内乳）前哨淋巴结显像。

诊疗依据

1. 手术时机：患者初诊时，由于肿瘤较大，约60 mm×70 mm×60 mm，腋窝淋巴结有转移，融合成团。化疗前分期：cT3N2M0，ⅢA期，属于局部晚期乳腺癌，手术根治困难。首选新辅助治疗，新辅助治疗4周期效果明显，临床评估部分缓解（partial response，PR），接近完全缓解（complete response，CR）。目前临床体检未触及肿瘤，手术前检查亦无禁忌。

2. 不选择保乳手术：患者无保乳意愿，初始治疗前肿瘤巨大，保乳切缘安全性难以保证，故选择改良根治术。

3. 前哨淋巴结显像：主要考虑该患者肿瘤较大，而且腋窝淋巴结有转移，相互融合，因此内乳淋巴结转移可能性较大，如果发现内乳淋巴结显像，术中行内乳前哨淋巴结活检。该患者术前ECT前哨淋巴结显像未发现内乳淋巴结显像，故术中未做内乳前哨淋巴结活检（图2-6）。

术前评估

病理已达成临床部分缓解（cPR）。

手术步骤

（一）皮瓣游离的几点体会

电刀应用的模式：高频电刀调至混1模式，功率30~50 W，操作时采用电切档，电火花小，定位准确，操作精细，凝血效果肯定，皮下真皮血管网损伤少。

乳房上半部分皮瓣的游离：主要找"间隙"。浅筋膜浅层和深层之间存在"自然"的间隙。层次选择要正确，血管交通支相对固定，预见性较强，出血少，解剖清晰，速度快，不以皮瓣的厚度为标准，以浅筋膜浅层和深层之间的层次为参考，上界可以看到部分颈阔肌的

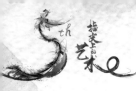

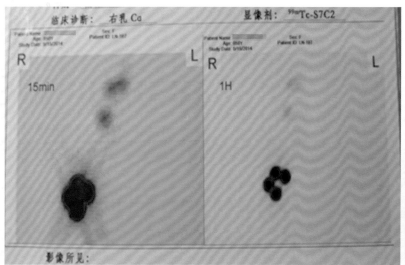

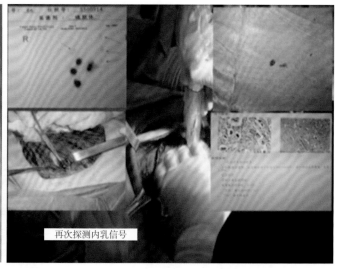

图 2-6 前哨淋巴结

表面视为正确层面（图2-7）。

乳房下半部分皮瓣的游离：主要看"脂肪颗粒粗细"。与上半部分不同，"间隙"不明显，甚至没有。主要依据脂肪颗粒的粗细来鉴别，在粗细两层脂肪颗粒之间操作，出血少，能获得比较均匀的层面（图2-8）。

乳房内侧皮瓣的游离：保留三组肋间血管和神经的前皮支，切断腺体支。这样既保留了皮瓣的血供，又尽可能地保留了皮瓣的感觉神经（图2-9）。

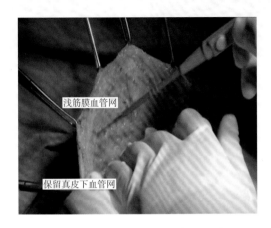

浅筋膜血管网

保留真皮下血管网

图2-7　乳房上半部分皮瓣游离

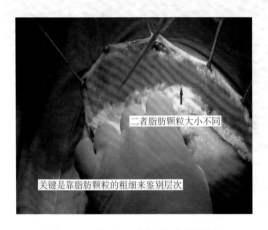

二者脂肪颗粒大小不同

关键是靠脂肪颗粒的粗细来鉴别层次

图2-8　乳房下半部分皮瓣游离

（二）腋窝淋巴结"囊内切除"

"囊内切除"是指行腋窝淋巴结清扫时，要准确辨认腋窝的筋膜结构（胸肌筋膜、前锯肌筋膜、胸喙锁筋膜和腋筋膜等），操作时沿着筋膜走形，将筋膜包绕的筋膜腔完整切除，既保证了腋窝淋巴结清扫的彻底性，又能有效地避免腋窝重要的组织损伤，出血少。一般采取由上向下、内外结合的操作思路，依次清扫外侧组淋

巴结、前组淋巴结、中央组淋巴结、后组外三角淋巴结和后组内三角淋巴结（图2-10）。

（三）经肌间沟（kodama术）Ⅲ站淋巴结清扫"三步法"

"三步法"其实是笔者手术操作思路的总结，是"三"个重要的解剖结构显露和保护，锁骨下区除了这

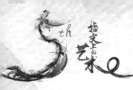

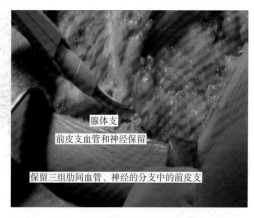

腺体支
前皮支血管和神经保留
保留三组肋间血管、神经的分支中的前皮支

图 2-9　乳房内侧皮瓣游离

三个结构就是淋巴结缔组织。第一步是分离、显露和保护胸肩峰动脉、静脉及胸上神经；第二步是显露半月韧带（Ⅲ站淋巴结清扫的标志）；第三步是显露和保护腋静脉。三步显露结束，淋巴结可基本清扫完毕。"三步

法"安全、彻底，同时保留了胸大肌、胸小肌和支配的血管与神经（图2-11）。

术后病理结果

原穿刺孔下查见浸润性导管癌，长径3.0 cm。乳头及皮肤切缘阴性，Ⅰ组、Ⅱ组淋巴结（＋）1/22，Ⅲ组淋巴结（－）0/1，肌间淋巴结（－）0/1，腋窝前哨淋巴结（－）0/1。pT2N1M0 Ⅱ B分期。

术后治疗

患者继续完成化疗（转肿瘤内科治疗），术后辅助放疗（转放疗科），未进行抗HER-2治疗，内分泌治疗5年，术后随访5年未发现复发和转移临床证据（图2-12）。

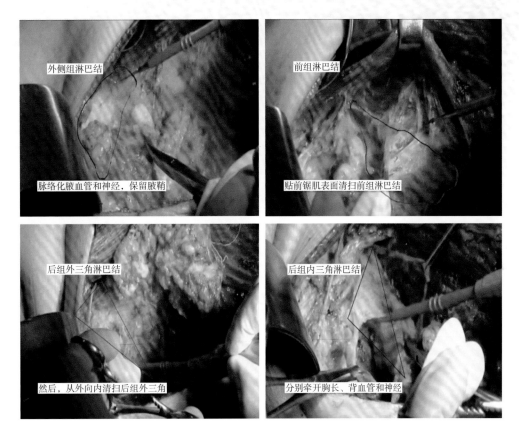

图 2-10　腋窝淋巴结"囊内切除"

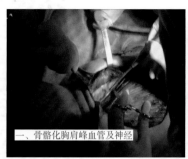
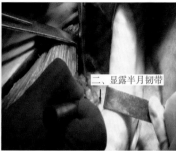
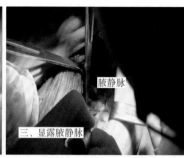
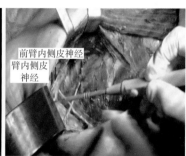

一、骨骼化胸肩峰血管及神经

二、显露半月韧带

三、显露腋静脉

腋静脉

前臂内侧皮神经
臂内侧皮神经

图 2-11　经肌间沟Ⅲ站淋巴结清扫"三步法"

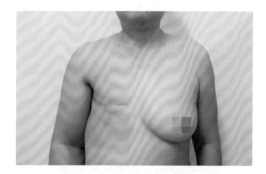

图 2-12　术后复查图片

专家简介

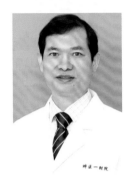

金功玉 主任医师，副教授，硕士研究生导师，外科学博士

蚌埠医学院第一附属医院肿瘤外科副主任，甲乳二病区主任

中华医学会安徽省分会乳腺病学会青年委员会副主任委员，安徽省医学会老年医学会乳腺专业委员会常务委员，中华医学会安徽省分会乳腺病学会乳腺肿瘤整形学者成员，蚌埠市抗癌协会理事。中国研究型医院学会甲状腺疾病专业委员会围手术期学组委员，荣获2014年中国乳腺癌手术视频大赛全国总决赛第二名。

手术视频

扫码在线观看手术视频

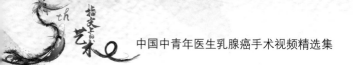

病例3　左侧乳腺癌改良根治术一例

病例简介

基本情况

患者，女，62岁，主诉为发现左侧乳腺包块1个月余。

辅助检查

超声检查显示左侧乳腺外上象限暗淡回声光团，边界不清，形态不规则，"蟹足"样变，大小约4.0 cm×2.5 cm×2.9 cm，腋窝未见明显肿大淋巴结，全身检查未见明显转移病灶。

穿刺活检

穿刺活检病理证实为左侧乳腺浸润性癌（非特殊类型）。免疫组化：ER（80%）、PR（40%）、HER-2（−）、Ki-67阳性细胞数20%。

临床诊断

左侧乳腺癌cT2N0M0 ⅡA期，Luminal B1型。

诊疗方案

　　参考临床指南，尊重患者意愿，先行新辅助化疗治疗。TEC方案新辅助化疗6个周期，具体如下：多西他赛140 mg+吡柔比星90 mg+环磷酰胺900 mg。每2个周期使用超声进行疗效评估（表3-1），参考Recist 2.0标准，新辅助化疗疗效评估PR。

表3-1　化疗方案

化疗次数	乳腺包块大小
初次	4.0 cm×2.5 cm×2.9 cm
2次后	2.7 cm×2.0 cm×1.3 cm
4次后	2.4 cm×1.3 cm×1.0 cm
6次后	1.8 cm×1.4 cm×1.0 cm

手术方式

　　左侧乳腺癌改良根治术。手术切除的病灶标本见图3-1。该患者选择乳腺癌改良根治术是目前乳腺外科的常用术式。

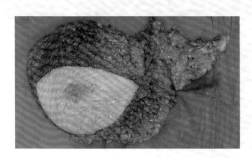

图3-1　患者左侧乳腺癌行改良根治术切除的病灶标本

乳腺的切口设计范围包含肿瘤上方皮肤，切口皮下游离向头侧、尾侧和对侧潜行游离范围要足够，上至锁骨下方，下至乳房下皱襞（个别病例皮下游离可到达腹直肌上缘），内侧达胸骨旁线。乳腺的上下界切除范围要足够，内侧界勿突破胸骨旁线，否则术后此处会出现持续的积液，影响伤口愈合。腋窝淋巴结切除范围，内侧界要达到第二水平淋巴结，即切除胸小肌后方淋巴脂肪组织，上界要达到腋静脉下方，外侧界达到背阔肌前缘，特别是上臂侧常有淋巴结存在，勿残留。后侧界为大圆肌、胸背血管神经束表面及胸廓。图3-1患者病灶切除标本正是展示了该术式时乳腺和腋窝淋巴结组织的切除范围。此病例的乳腺病灶位于乳头下方，因此，设计切口下缘时，包含了肿瘤表面皮肤。检视腋窝淋巴脂肪组织呈"鱼尾状"，说明内侧界（胸小肌后方）和外侧界（上臂侧）范围足够。足够的切除范围可以极大地降低局部复发率，使患者获益。

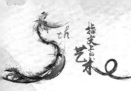

手术要点

乳腺癌改良根治术是乳腺外科的经典术式，特别是在基层医院，这是最常使用的手术方式，也是每一位乳腺外科青年医师应该熟练掌握的技能。在此基础上，才能够游刃有余地去开展新的手术方式，甚至是自己独特的技巧和习惯。因此，熟练掌握这个手术方式是一个青年乳腺外科医师发展专业道路的重要基石。

第一，手术切除范围及个人判断方法，如前所述。第二，乳腺切除的要点，最重要的是助手提供皮肤的张力（保留侧），主刀的辅助手提供相反的张力（通常是切除侧），以电刀尖处的能量为主，锐性切开需要保留的组织和切除的组织。特别注意提前处理胸骨旁内乳动脉的穿支和腋窝方向的腋尾血管。第三，腋窝切除的要点是在保留重要结构的前提下，应有充分足够的切除范围。我个人推荐腋窝入路，"由下及上，由外及内"。因为体位的原因，腋窝下方胸廓与背阔肌之间的脂肪组织较浅，由此处入路可轻易分辨胸背动静脉、胸外侧血管、胸背神经的走行，避而行之。而腋窝的外侧是背阔肌的前缘及内侧，此处重要的结构是肋间臂神经，可小心辨识保护，如有侵犯也可切除。然后，由外及内，沿着腋静脉的远端向近端剥离淋巴脂肪组织，直至胸小肌内侧缘为止。然后由上及下，从胸廓上剥离之。第四，部分医院的复苏室没有呼吸机，因此，术中患者的肌肉松弛程度不足。当电刀走行于胸背神经和胸长神经附近时，常伴有支配肌肉的剧烈抽动，影响手术进行。笔者推荐使用直角弯钳，于神经和切除组织间创造间隙，同时降低电刀功率，从而达到切除充分无损伤的目的。

术后病理结果

左侧乳腺浸润性癌（非特殊类型）同侧腋窝淋巴结（2/16）查见转移癌细胞。

术后情况

患者术后恢复顺利，详情见表3-2。

表3-2 患者术后恢复情况

时间	胸壁引流量（mL）	腋窝引流量（mL）
术后第1天	30	100
术后第2天	20	80
术后第3天	20	60
术后第4天	10	40
术后第5天	10	20

病理诊断

左侧乳腺癌，T2N1M0，ⅡB期。

术后治疗

内分泌治疗5年，选择芳香化酶抑制药（AIs）；放疗科就诊，局部放疗。

专家简介

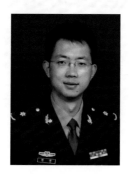

樊菁　*副主任医师，副教授*

空军军医大学西京医院甲状腺乳腺血管外科

中国医药教育协会乳腺疾病专业委员会青年委员会副主任委员，陕西省抗癌协会青年委员会常务委员会，陕西省抗癌协会甲状腺、乳腺专业委员会青年委员。

手术视频

扫码在线观看手术视频

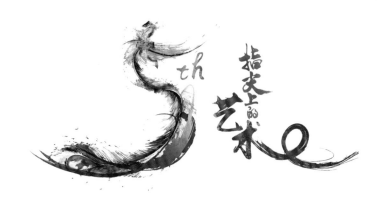

第二部分

2015年全国乳腺癌手术病例精选

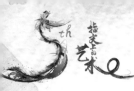

病例4　乳腺癌病例汇报

病例简介

基本情况

患者，女，37岁，月经规律。主诉为发现左乳肿块2周。既往体健，无手术史，无特殊疾病史。个人家族史无特殊。

专科查体

左乳内上象限可扪及2个肿物，约2.5 cm×2 cm，1 cm×1 cm，质韧，活动度可；左侧腋窝可扪及肿大淋巴结，约1 cm×1 cm，质中，活动度好。

辅助检查

MRI检查：提示左乳多发占位肿块，其中大的肿块位于左乳内上象限11~12点钟位置，大小约2.3 cm×1.6 cm×1.5 cm，10点钟位置见另一直径约1 cm规则结节。其余左侧乳房内可见多发不规则小结节（图4-1）。数据系统分类（breast imaging reporting and data system，BI-RADS）为5类。

B超检查：提示左腋窝Ⅰ区淋巴结肿大，大小0.8 cm×0.4 cm。B超引导下做左乳肿块穿刺活检（左乳占位2针），病理切片均证实为浸润性乳腺导管癌，免疫组化：ER（＋），50%~60%，PR（＋），75%，HER-2

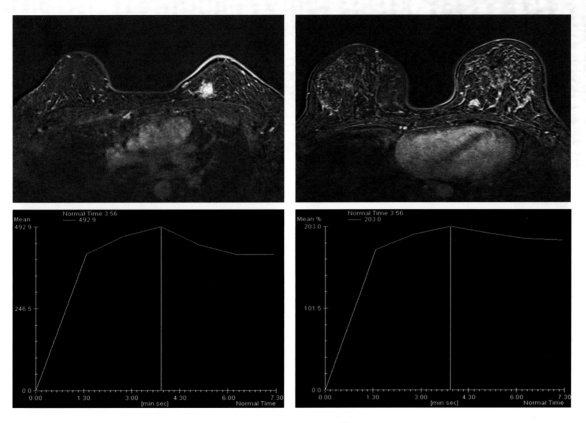

图4-1　乳腺MRI影像

（+++），Ki-67阳性细胞数约50%。B超引导下做左腋窝Ⅰ区淋巴结穿刺活检（占位2针），淋巴结病理切片见转移性腺癌组织，免疫组化：ER（+），75%；PR（+），约5%；HER-2（++），Ki-67阳性细胞数约40%。完成其他基线检查未发现明确转移。

临床诊断

左乳乳腺癌，HER-2（+），Ki-67阳性细胞数40%，提示腋窝淋巴结高度转移。

新辅助化疗

ATH方案（蒽环类药+紫杉醇类+曲妥珠单抗）4周期，序贯TH方案（多西他赛+曲妥珠单抗）4周期，化

疗期间患者主要不良反应为Ⅲ度骨髓抑制。患者左乳腺癌病理诊断明确，新辅助化疗后，左乳多元病灶非同一象限，不具备保乳指征，腋窝淋巴结穿刺病理证实癌转移。因此，患者在解放军总医院第五医学中心全麻下行左乳腺癌改良根治术。

手术方式

在全麻下行左乳全切除术+改良根治术，详见手术视频。

疗效评价

疗效评价为部分缓解（PR），见表4-1。

表4-1　左乳占位病灶新辅助化疗评价

	B超		磁共振	
治疗前	11点钟位病灶1.3 cm×1.2 cm×1.1 cm	10点钟位病灶0.8 cm×0.8 cm×0.8 cm	11点钟位病灶2.3 cm×1.6 cm×1.5 cm	10点钟位病灶直径约1 cm
治疗后	11点钟位病灶1.0 cm×0.9 cm×0.6 cm	10点钟位病灶未探及	11点钟位病灶0.9 cm×0.5 cm×0.3 cm	10点钟位病灶直径约0.5 cm

病理结果

病理结果示浸润性癌（左侧乳腺11点钟位置），可见原位癌成分，肿瘤大小1 cm×1 cm×0.8 cm，部分肿瘤细胞退变，符合新辅助化疗后4级改变。余乳腺间质纤维化，未见癌组织。淋巴结未见转移癌（0/42），其中腋窝淋巴结（0/38）、肌间淋巴结（0/4）。

温馨提示

把握手术理念：掌握手术指征，精准解剖，做到无出血手术，无瘤操作。筋膜结构理念：皮瓣游离速度要均匀快速，皮下血管网完整保留，腋窝淋巴结整块切除，腋窝血管神经尽量完整保留，整体手术速度要快，全麻术后快速康复。

术后治疗

患者完成曲妥珠单抗治疗一年后，行放疗+内分泌治疗。

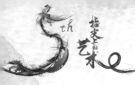

专家简介

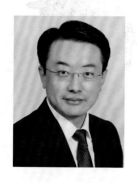

郝晓鹏

解放军总医院第五医学中心乳腺肿瘤科

中国抗癌协会乳腺癌专业委员会青年委员，中国医药教育协会乳腺疾病专业委员会常务委员、秘书长，中国医疗保健国际交流促进会乳腺疾病分会常务委员，北京医学会乳腺疾病分会青年委员会副主任委员，北京乳腺病防治学会青年委员会副主任委员，中国医师协会乳腺癌手术比赛全国冠军，中华医学会乳腺微创活检手术专家共识执笔者，北京自然科学基金评审专家，《医学参考报》《武警医学》编委。

手术视频

扫码在线观看手术视频

病例5　右侧乳腺癌诊疗一例

病例简介

基本情况

患者，女，50岁，自诉体健，因体检疑似右乳房有肿块就医。无既往病史，无家族性病史。

辅助检查

彩超检查：右乳10点钟位置探及2.0 cm×2.6 cm低回声团块，内见点状强回声，后方回声增强（图5-1）。CDFI：血流信号Ⅱ级；左乳未见明显异常。双侧腋下及双侧锁骨上，下无肿大淋巴结。该患者乳腺影像报告BI-RADS分类为4B类。

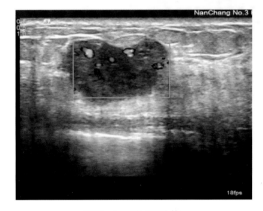

图5-1　彩超影像

乳腺钼靶检查：右乳内上象限约2.5 cm×2.0 cm大小肿块。BI-RADS分类为4C类（图5-2）。

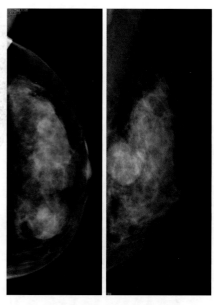

图5-2 乳腺钼靶检查像

肺部CT平扫，头颅MRI，腹部彩超均未见异常。血液常规及生化各项指标检测、肿瘤标志物均未见异常。

行右乳肿块穿刺活检：病理证实为右乳腺浸润性癌。

临床诊断

右侧乳腺癌cT2N1M0，HER-2阴性，Luminal B型。

手术方式

保乳治疗适应证：

根据美国国家综合癌症网络（NCCN）公布的《乳腺癌诊疗指南（2018年版）》保乳适应证：临床Ⅰ期、Ⅱ期的早期乳腺癌，即肿瘤大小属于T1和T2分期，且乳房有适当体积，肿瘤与乳房体积比例适当，术后能够保持良好的乳房外形。对于多灶性乳腺癌（同一个象限的多个病灶，假定是来源于同一个肿瘤），也可以进行保乳手术。

保乳治疗的绝对禁忌证：

（1）妊娠期间放疗。对于妊娠期间妇女，保乳手术可以在妊娠期完成，放疗在分娩后进行。

（2）病变广泛或弥漫分布的恶性特征钙化灶，且难以达到切缘阴性或理想外形。

（3）肿瘤经局部广泛切除后切缘阳性，再次切除后仍不能保证病理切缘阴性者。

（4）患者拒绝行保留乳房手术。

（5）炎性乳腺癌。

该患者有保乳的强烈意愿，无保乳手术禁忌。拟行右乳腺癌保乳切除术+前哨淋巴结活检术。

术中冷冻病理结果

术中将前哨淋巴结4枚送冷冻快速病理切片检查，其中1枚淋巴结有转移（1/4），各切缘阴性。

术后病理结果

右乳浸润性导管癌，组织学Ⅱ级，各切缘阴性。前哨淋巴结1/4转移，腋窝淋巴结1/20转移。免疫组化：ER（+++）90%，PR（+++）80%，HER-2（-），Ki-67阳性细胞数60%。

病理诊断

右乳腺癌ypT2N1M0，HER-2阴性，Luminal B型。

术后治疗

1. 化疗：根据中国临床肿瘤学会（CSCO）公布的《乳腺癌诊疗指南（2018年版）》推荐，可采用AC化疗方案（表柔比星+环磷酰胺）或TC化疗方案（多西他赛+环磷酰胺）为Ⅰa类乳腺化疗方案，见图5-3、图5-4所示。

9735项目研究提示TC化疗方案优于AC化疗方案，故该患者术后辅助化疗为TC方案4周期。

2. 内分泌治疗方案：基于TEXT&SOFT联合分析研究，对于早期乳腺癌，年轻患者采用醋酸戈舍瑞林联合来曲唑较联合他莫昔芬治疗可改善无病生存期（disease-free survival，DFS），其STEPP评分2.84。

3. 全乳放疗+瘤床放射剂量加量。

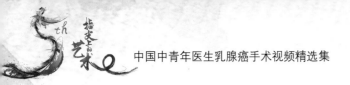
分层	Ⅰ级推荐	Ⅱ级推荐	Ⅲ级推荐
高复发风险的患者： ①腋窝淋巴结≥4个阳性 ②或淋巴结1~3个阳性并伴有其他复发风险 ③三阴性乳腺癌	AC-T（1A） 密集AC-T（1A）	TAC（1B） FEC-T（1B）	FACx6（28）
复发风险较低的患者，符合以下危险因素之一： ①淋巴结1~3个（Luminal A型） ②Ki-67表达（≥30%） ③TNM分期≥T2 ④年龄<35岁	AC（1A） TC（1A）	AC-T（2A）	CMF（28）

CSCO乳腺癌指南2018

图5-3　HER-2阴性乳腺癌患者的辅助化疗方案

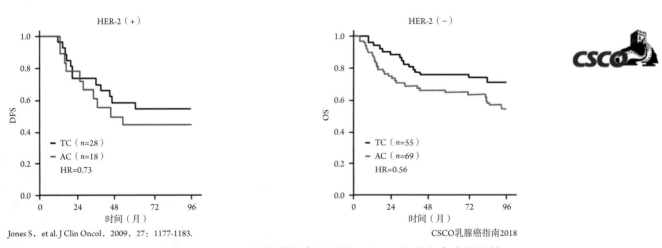

Jones S，et al. J Clin Oncol，2009，27：1177-1183.　　　　　　CSCO乳腺癌指南2018

图5-4　HER-2阴性乳腺癌患者的AC和TC化疗方案疗效比较

专家简介

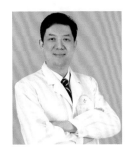

许双塔　主任医师，副教授，硕士研究生导师

福建医科大学附属第二医院乳腺甲状腺中心主任

兼任国际内分泌肿瘤整形外科医师协会学术委员，台海医学会乳腺微创美容外科专家委员会全国执行主任委员兼秘书长，泉州市妇幼保健协会乳腺病防治与保健分会主任委员，中国肿瘤内分泌外科学会（Chinese Society of Oncoplastic Endocrine Surgeons，CSOPES）副主任委员兼秘书长，中国研究型医院协会甲状腺外科专业委员会青年委员会副主任委员，中国研究型医院协会甲状腺外科专业委员会腔镜学组常务委员兼副秘书长，中国抗癌联盟福建省乳腺癌专业委员会常务委员等。

手术视频

扫码在线观看手术视频

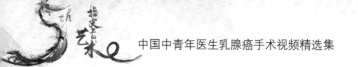

病例6　左侧乳腺癌改良根治术病例

病例简介

基本情况

　　患者，女，45岁。入院日期：2015年6月10日。主诉：发现左乳肿物2年。现病史：患者2年前发现左乳肿物，无疼痛，位于左乳内上，小枣样大小，未引起重视，后逐渐增大，近3个月来，增长至核桃大小，仍无疼痛，来诊。既往史：既往体健，无高血压，无糖尿病，无手术史。家族史：其大姐曾患左侧乳腺癌，行保乳手术后局部复发，已行改良根治术。生育史：24岁结婚，育有1子。月经情况：患者未绝经，14（4~6）/（28~30）2015年6月9日。

专科查体

　　双侧乳头、乳房皮肤未见异常，左乳内上距乳头3 cm处扪及2.6 cm×2.5 cm肿物，质硬，边界欠清，活动度差，右乳未触及明显肿物。左侧腋窝可触及孤立肿大淋巴结，右侧腋窝未触及肿大淋巴结。

辅助检查

　　乳腺彩超：左乳10点钟位置距离乳头约3 cm探及2.4 cm×1.5 cm低回声，界欠清，欠规则，内见散在强回声光点（图6-1），彩色多普勒血流显像（CDFI）见点状血流信号，BI-RADS分类为4C级。左腋下探及多发淋巴

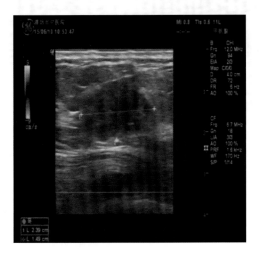

图6-1　乳腺彩超

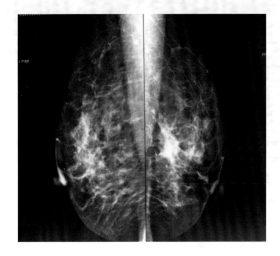

图6-2　乳腺钼靶检查

结，大者约1.5 cm×1.2 cm，皮髓质分界欠清，欠规则，内回声不均匀，CDFI示无血流信号。

乳腺钼靶检查：左侧乳腺内上方形态不规则边缘毛刺的高密度肿块，2.6 cm×1.9 cm，内见细小成簇钙化，BI-RADS分类为5级。左侧腋窝见肿大淋巴结（图6-2）。

乳腺MRI：左乳10~11点钟位置距乳头约4.3 cm处见

多结节团块状等T1长T2信号，呈明显不均匀对比增强，边缘毛刺，约4.3 cm×2.6 cm，动态增强曲线呈速升速降型，BI-RADS分类为5级。左侧腋窝见多发肿大淋巴结（图6-3）。

血常规及生化检查等结果无异常。

ECT全身骨扫描：未见明显骨转移征象。

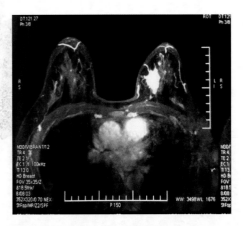

图6-3 乳腺MRI

颅脑胸部CT、腹部彩超、妇科彩超均未见异常。

临床诊断

左侧乳腺癌cT2N1M0 ⅡB期。

穿刺活检

乳腺病灶的穿刺活检和腋窝淋巴结的穿刺。

1. 左乳肿物空心针穿刺。

病理检测证实乳腺癌，类型为浸润性导管癌。

免疫组化：ER（++）60%；PR（+++）70%；HEB-2（±）；Ki-67阳性细胞数10%。

2. 左腋窝肿大淋巴结：行蔗糖铁示踪结合彩超引导下穿刺左腋窝淋巴结做细胞学检查，证实淋巴结转移阳性。

手术方式

左侧乳腺癌改良根治术（保留胸肌，Auchincloss术式结合Kodama术式高位清扫）。

诊疗依据

1. 不选择保乳手术：患者无保乳意愿（其大姐保乳术后局部复发有心理阴影），已跟患者反复建议保乳术，患者拒绝，故选择改良根治术。

2. 不进行新辅助治疗：患者肿物可以一期手术切

除，无需降期手术，为Luminal A型，且无新辅助治疗意愿，强烈要求尽快手术，故未进行术前的新辅助治疗。

3. 不行前哨淋巴结活检：该患者术前行蔗糖铁示踪结合彩超引导下穿刺左腋窝淋巴结做细胞学检查，证实淋巴结转移阳性，故不行前哨活检，直接清扫腋窝（图6-4）。

手术步骤

1. 切口设计：横切口，画线标记，标志线：正中线、锁骨下线、腋前线、乳房下缘线（图6-5）。肿瘤位于左乳内上，内侧切口如果较宽，术后张力大易引起皮瓣坏死，这是难点之一，其解决办法为采用平行四边形法，减小切口内侧缝合张力，外侧皮肤很松，缝合后张

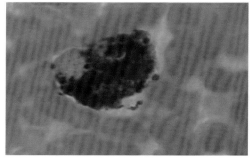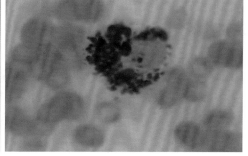

图6-4   蔗糖铁示踪前哨淋巴结

前哨淋巴结细针穿刺涂片，送细胞学检查用普鲁士蓝进行铁染色，显示视野中有散在区域性蔗糖铁分布，证实蔗糖铁可以通过淋巴管汇流至前哨淋巴结。说明蔗糖铁示踪前哨方法可行。

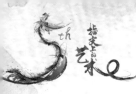

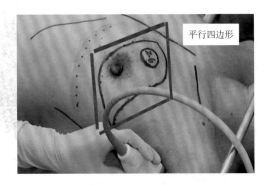

图6-5　切口设计

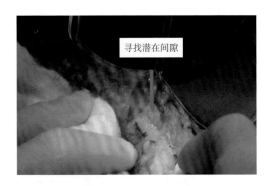

图6-6　皮瓣剥离

力一般不大。

2. 皮瓣剥离：手术刀切开皮肤，见到脂肪，采用电刀剥离皮瓣，功率30 W，沿浅筋膜浅层间隙分离（图6-6）。皮瓣厚薄不是最重要的，关键是从正确的间隙进入，找对间隙游离很轻松，到达预定边界，内至胸骨旁、上至锁骨下缘、外至背阔肌前缘、下至乳房下缘，下皮瓣游离寻找间隙时注意脂肪颗粒粗细不同。

3. 切除乳腺及胸肌筋膜：从上缘提起乳腺，沿胸肌筋膜深面间隙，自上而下、自内而外，顺胸大肌肌纤维

走行方向以电刀切离乳腺标本（图6-7）。游离内侧时注意保护腺体支与前皮支血管神经，以防术后皮瓣坏死和严重的感觉障碍；游离外侧时注意保护胸外侧神经（下胸肌神经或内侧胸肌神经），以免引起术后胸肌萎缩。整个乳房标本游离后以无菌纱布垫包裹，做到无瘤操作。

4. 清扫腋窝淋巴结：总体思路自上而下、内外结合。打开胸锁筋膜后对腋窝淋巴结进行以下操作（图6-8）。

（1）Rotter淋巴结：向内侧牵拉胸大肌，显露胸小肌，清除Rotter淋巴结（胸肌间淋巴结），注意显露保护

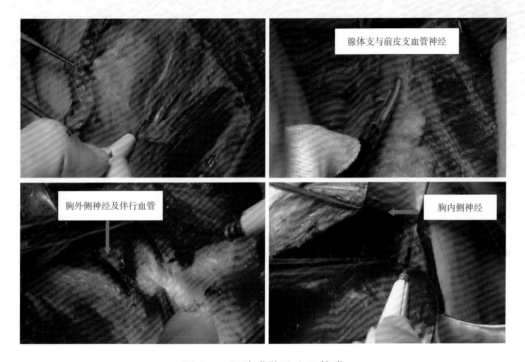

图6-7 切除乳腺及胸肌筋膜

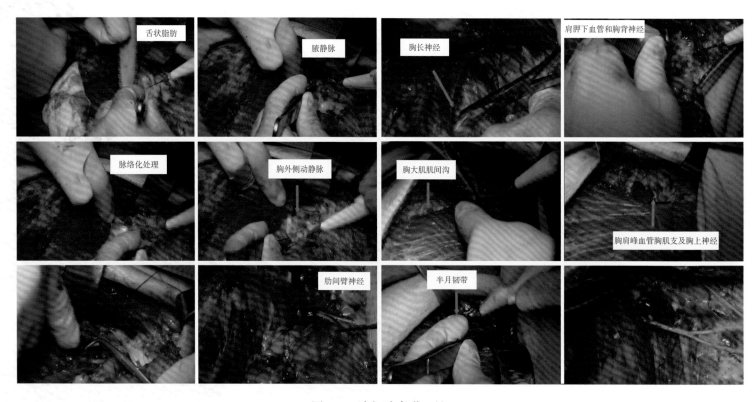

图6-8 清扫腋窝淋巴结

胸外侧神经、胸内侧神经及其伴行血管，术后单独标记送病理。

（2）舌状脂肪：腋窝清扫的上方顶点，在潜在间隙中的完整的脂肪淋巴组织，形似舌状，以其为切入点，进行游离。

（3）腋静脉：完整游离舌状脂肪后，深面的腋静脉自然显露出来，向内外及深面扩展游离，电凝沿途腋静脉小属支，该患者淋巴结未侵犯腋静脉鞘，故不必将其打开（腋静脉"骨骼化"处理），沿腋静脉鞘表面进行游离（"脉络化"处理），这样可以避免腋静脉血管壁周围的毛细血管、淋巴管损伤而加重术后上肢淋巴水肿。

（4）胸外侧动静脉：继续向深面游离会遇到较为粗大的胸外侧动静脉，在整个腋窝清扫中这是唯一需要结扎的血管，而电凝结扎不可靠。

（5）肋间臂神经：再向深面延伸清扫，注意肋间臂神经的保护。该神经发自第2肋间，可能有的患者有多根肋间臂神经，笔者团队只保留第1肋间臂神经，如果转移淋巴结有该神经的侵犯则切除，完整游离提起进行保护。

（6）胸长神经：沿前锯肌表面继续向深部和内侧游离，即可显露胸长神经，注意保护，继续向上延伸至胸小肌内侧缘（二级水平），不过度向上，后面单独清扫（三级水平），内侧游离至此，转向外侧游离。

（7）胸背神经与肩胛下血管：外侧自背阔肌前缘开始，沿背阔肌表面自上而下进行游离，上方自腋静脉下缘开始，注意肋间臂神经的保护，依次向下方及内侧游离，过渡到肩胛下肌表面时，注意寻找胸背神经及肩胛下血管，找到后沿其表面进行游离"骨骼化"处理，此时"后组外三角"已完整清扫，以爱丽丝钳提起胸长神经与胸背神经向两侧牵拉，充分暴露内侧三角脂肪淋巴结缔组织，自胸小肌内侧缘起，可以轻松将内侧三角组织进行游离，最后将二级、一级水平脂肪淋巴结缔组织以及整个乳腺标本完整移除术野。

（8）胸大肌肌间沟：按三级水平探查时，有肿大淋巴结，遂决定以"Kodama法"行三级水平（锁骨下区

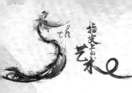

域）廓清，找到胸大肌肌间沟，钝性游离后，以拉钩向上、向下将其牵开。

（9）胸肩峰血管胸肌支及胸上神经：胸大肌肌间沟牵开后会在深面遇到胸肩峰血管胸肌支及胸上神经（上胸肌神经），游离后用爱丽丝钳提起保护。

（10）半月韧带：继续向内侧游离，会发现半月韧带（Halsted韧带），此为三级水平清扫的内侧边界，向外侧游离至胸小肌内侧缘，与先前二级水平清扫的边界相接续。

（11）锁骨下静脉（胸小肌内侧的腋静脉）：整个三级水平游离结束后，可清晰显露"锁骨下静脉"（为胸小肌内侧的腋静脉，不是系统解剖学上的锁骨下静脉），外侧与先前清扫显露的腋静脉相延续，经三级水平清扫后，将淋巴结移除术野单独标记送病理检验。

（12）腋窝清扫结束：手术野将清晰显示腋静脉、肋间臂神经、胸长神经、胸背神经、肩胛下血管、肩胛下肌、胸大肌、前锯肌及背阔肌。

5. 放置引流：冲洗术野，止血，腋下放置一根引流管（胸骨旁不放置引流），自腋前线与乳房下缘水平线交叉点引出（图6-9），方便术后放疗靶区勾画（需要保证包括引流管切口在靶区之内）。

6. 缝合切口：使用4-0可吸收线做皮下间断缝合，皮内缝合切口。

7. 胸带加压包扎：普通胸带适度加压包扎术区，避免渗血，又不至于引起皮瓣缺血坏死。

术后病理结果

组织学类型：左乳浸润性导管癌。

组织学分级：Ⅱ级。

肿瘤大小：2.6 cm×1.8 cm。

肿瘤累及部位：无。

脉管内癌栓（－）；神经侵犯（－）；皮肤累及（－）；乳头累及（－）；胸肌累及（－）；底切缘（－）。

其他病变及区域淋巴结情况：第3组淋巴结2枚，癌转移（0/2）；胸肌间淋巴结2枚，癌转移（0/2）；腋窝

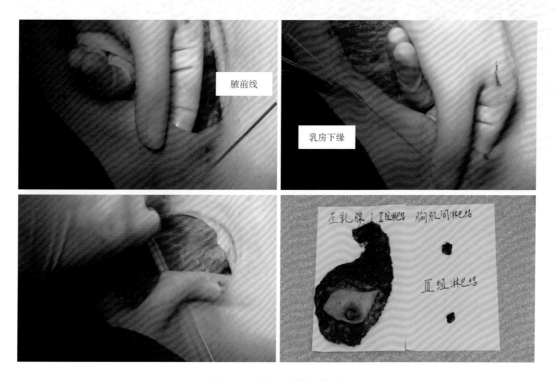

图6-9　放置引流与标本

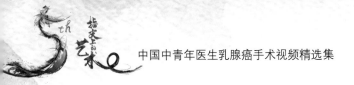
淋巴结17枚，癌转移（5/17）。

免疫组化：ER（+++）90%，PR（+++）70%，HER-2（+），Ki-67阳性细胞数10%。

病理分期：pT2N2M0，ⅢA期。

术后治疗

（1）化疗方案：AC方案4周期→T方案4周期

（图6-10）。

（2）放疗：放疗科进行适形放疗（图6-11）。

（3）内分泌治疗：最佳方案卵巢去势联合芳香化酶抑制药，推荐戈舍瑞林联合依西美坦，患者因经济原因拒绝，改用他莫昔芬10年，如果用药期间绝经，换用芳香化酶抑制药（图6-12）。

NCCN National Comprehensive Cancer Network®
2015 v2

浸润性乳腺癌—新辅助/辅助治疗方案

不含曲妥珠单抗方案
首选方案：
• 剂量密集型AC（多柔比星/环磷酰胺）→紫杉醇，2周
• 剂量密集型AC（多柔比星/环磷酰胺）→单周紫杉醇
• TC（多西他赛/环磷酰胺）
其他方案：
• 剂量密集型AC（多柔比星/环磷酰胺）
• AC（多柔比星/环磷酰胺）3周方案（2B类）
• FAC/CAF（氟尿嘧啶/多柔比星/环磷酰胺）
• FEC/CEF（氟尿嘧啶/表柔比星/环磷酰胺）
• CMF（环磷酰胺/甲氨蝶呤/氟尿嘧啶）
• AC→多西他赛 3周方案
• AC→单周紫杉醇
• EC（表柔比星/环磷酰胺）
• FEC/CEF→T
• FAC→T
• TAC（多西他赛/多柔比星/环磷酰胺）

含曲妥珠单抗方案
首选方案：
• AC →TH（多柔比星/环磷酰胺→紫杉醇+曲妥珠单抗，多种方案）+帕妥珠单抗
• TCH（多西他赛/卡铂/曲妥珠单抗）±帕妥珠单抗
其他方案：
• AC（多柔比星/环磷酰胺）→多西他赛+曲妥珠单抗±帕妥珠单抗
• 多西他赛+环磷酰胺+曲妥珠单抗
• FEC→多西他赛+曲妥珠单抗+帕妥珠单抗
• FEC→紫杉醇+曲妥珠单抗+帕妥珠单抗
• 紫杉醇+曲妥珠单抗
• 多西他赛+曲妥珠单抗+帕妥珠单抗→FEC
• 紫杉醇+曲妥珠单抗+帕妥珠单抗→FEC

BINV-K
仅供内部学习使用

图6-10　浸润性乳腺癌——新辅助/辅助治疗方案

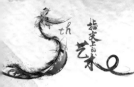

National
Comprehensive
Cancer
Network®
2015 v 2

浸润性乳腺癌

临床分期为Ⅰ、ⅡA、ⅡB或T3,N1,M0 期患者的局部治疗

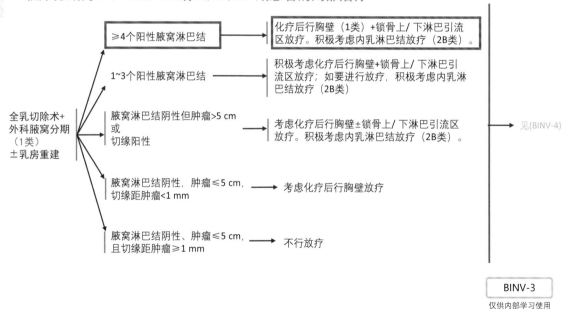

BINV-3

仅供内部学习使用

图6-11　浸润性乳腺癌的化疗临床策略

浸润性乳腺癌 — 辅助内分泌治疗

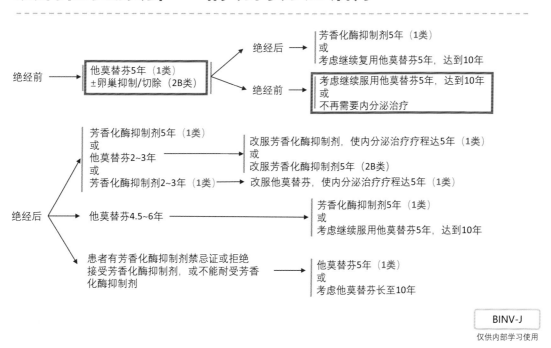

图6-12 浸润性乳腺癌——辅助内分泌治疗

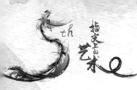
专家简介

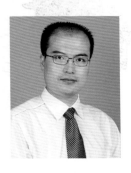

马晓东　副主任医师，医学硕士

潍坊市中医院乳腺甲状腺外科副主任

兼任潍坊市中西医结合学会乳腺甲状腺专业委员会副主委及秘书长、潍坊市医师协会中西医结合医师分会副主任委员、山东省抗癌协会乳腺肿瘤分会青年委员、山东预防医学会内分泌及代谢疾病防治分会委员、山东省研究型医院协会乳腺外科学分会委员、潍坊市医学会乳腺病专业委员会委员。常年工作在临床一线，对乳腺、甲状腺各种常见疾病有丰富的诊疗经验。

手术视频

扫码在线观看手术视频

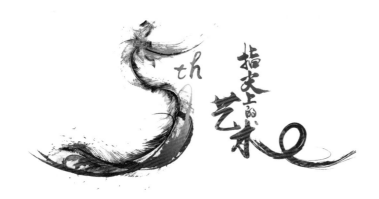

第三部分

2016年全国乳腺癌手术病例精选

病例7　右乳癌改良根治+锁骨上淋巴结清扫术

病例简介

基本情况

　　患者，女，49岁。2016年5月24日因"右侧乳房包块3个月余"入院，患者身高160 cm，体重50 kg，体质量指数（body mass index，BMI）19.53，体表面积1.52 m^2。既往体健，无特殊疾病史。个人史、家族史无特殊。

专科查体

　　右侧乳房外上距离乳头1.5 cm扪及约3.6 cm×2.5 cm大小团块，质硬，边界不清，活动度可，无触痛，乳房皮肤无"橘皮征"及"酒窝征"。左侧乳房未扪及明显包块。右侧腋窝扪及2枚肿大淋巴结，大小分别约1.5 cm×1.2 cm、1.2 cm×0.8 cm，质较硬，边界欠清，活动度可，无触痛。左侧腋窝及双侧锁骨上窝未扪及明显肿大淋巴结。

辅助检查

　　乳腺超声检查（2016年5月22日）：右乳10~12点钟位置距离乳头2 cm腺体层内可见约34 mm×16 mm范围低回声，1~2点钟位置距离乳头1 cm腺体层内可见约13 mm×9 mm范围低回声，边界不清，形态不规则，其内可见点状强回声（图7-1），CDFI：其内可见点线状血流信号。

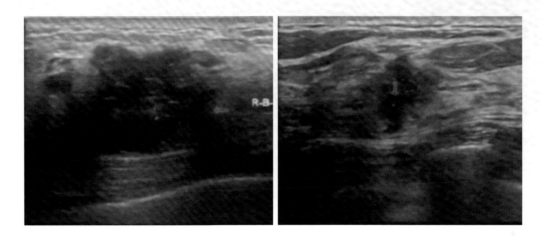

图7-1　乳腺超声

乳腺所属区域淋巴结超声检查（2016年5月25日）（图7-2）：

1. 右侧腋窝可见多个低回声，淋巴门结构不清，较大者约16 mm×10 mm，CDFI示结节内可见点状血流信号。

2. 右侧锁骨下可见多个低回声，淋巴门结构不清，较大者约10 mm×8 mm，CDFI示结节内可见点状血流信号。

3. 右侧锁骨上可见多个低回声，淋巴门结构不清，较大者约9 mm×7 mm，CDFI示结节内可见点状血流信号。

4. 左侧腋窝及锁骨上下、双侧胸骨旁未探及明显肿大的淋巴结。

乳腺X线片检查（2016年5月25日）：右乳外上象限

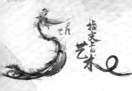

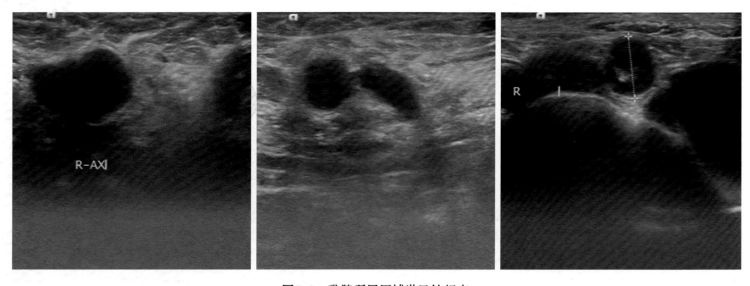

图7-2 乳腺所属区域淋巴结超声

所见一肿块，钙化、不对称密度影、结构紊乱、可见腋窝淋巴结影（图7-3）。

PET/CT（2016年5月26日，图7-4）：

1. 右乳外上象限见团状软组织肿块，截面大小约3.6 cm×2.8 cm，[18]F-FDG摄取增高，SUVmax 8.22；

2. 右乳内上象限见结节状软组织肿块，截面大小约1.4 cm×0.9 cm，[18]F-FDG摄取增高，SUVmax 7.56；

3. 右侧腋窝见肿大淋巴结影，[18]F-FDG摄取增高，

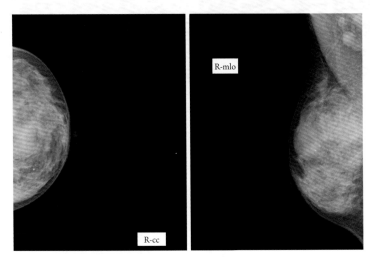

图7-3　乳腺X线片

SUVmax 6.86；

　　4. 右侧锁骨上见肿大淋巴结影，^{18}F-FDG摄取增高，

SUVmax 5.41；

　　5. 全身其余部位未见^{18}F-FDG高摄取灶。

　　右乳包块及淋巴结穿刺活检病理结果（2016年5月

27日）：

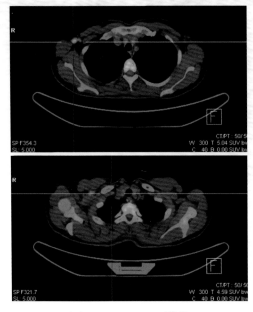

图7-4　PET-CT影像

　　（1）右乳10~12点钟位置为浸润性乳腺导管癌；免疫组化染色：ER（+）10%，PR（-），Her-2（++），CK（+），E-cad（+），P63（-），Ki-67阳性细胞数5%；FISH（-）。

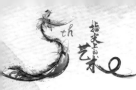

（2）右乳1~2点钟位置为浸润性乳腺导管癌；免疫组化染色示ER（＋）20%，PR（－），HER-2（＋），CK（＋），E-cad（＋），P63（－），Ki-67阳性细胞数10%。

（3）右腋窝淋巴结查见癌细胞。

（4）右锁骨上淋巴结查见癌细胞。

临床诊断

右侧乳腺癌cT2N3cM0 ⅢC期，Luminal B型。

诊疗方案

根据NCCN2016推荐的指南，拟行新辅助化疗→手术→放疗+内分泌治疗。新辅助化疗方案：TEC方案（多西他赛110 mg+表柔比星110 mg+环磷酰胺900 mg）。

新辅助化疗疗效评估

新辅助化疗4周后复查乳腺超声检查（2016年8月21日）：达到PR（图7-5）。

右乳12点钟位置距离乳头2 cm腺体层内可见约8 mm×4 mm范围低回声，1~2点钟位置距离乳头1 cm腺体层内可见约9 mm×5 mm范围低回声，边界欠清，形态不规则，CDFI：其内可见点线状血流信号。

新辅助化疗后复查乳腺所属区域淋巴结超声检查（2016年8月21日）：

（1）右侧腋窝可见多个低回声，淋巴门结构不清，较大者范围约7 mm×5 mm，CDFI示结节内可见点状血流信号；

（2）右侧锁骨下可见多个低回声，淋巴门结构不清，较大者范围约6 mm×4 mm，CDFI示结节内可见点状血流信号；

（3）右侧锁骨上可见多个低回声，淋巴门结构不清，较大者范围约5 mm×4 mm，CDFI示结节内可见点状血流信号；

（4）左侧腋窝及锁骨上下、双侧胸骨旁未探及明显肿大的淋巴结。

乳腺所属区域淋巴结超声检查的以上结果见图7-6。

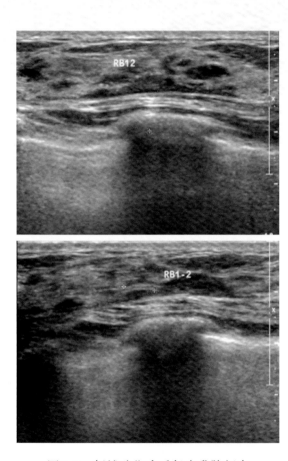

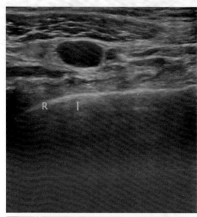

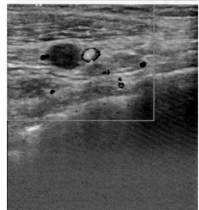

图7-5　新辅助化疗后复查乳腺超声　　　　　图7-6　乳腺所属区域淋巴结超声

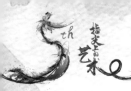
手术方式

1. 手术时机：新辅助化疗已达PR，拟行右乳癌改良根治术（多发病灶，Ⅲ区淋巴结转移）并加锁骨上淋巴结清扫术。

2. 术前评估：锁骨上淋巴结清扫范围依据颈部淋巴结超声范围确认（图7-7）。

（1）右颈部Ⅱ区可见多个低回声，皮髓质分界清晰，较大者范围约18 mm×7 mm。

（2）右颈部3区可见多个低回声，皮髓质分界清晰，较大者约13 mm×6 mm。

（3）右颈部4区可见多个低回声，淋巴门结构不清，较大者约5 mm×4 mm，CDFI：结节内可见点状血流信号。

（4）右颈部5区可见多个低回声，部分淋巴门结构

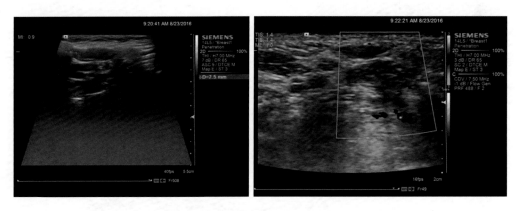

图7-7　锁骨上淋巴结清扫范围

不清，较大者约6 mm×3 mm，CDFI：结节内可见点状血流信号。

手术治疗

2016年8月24日在全麻下行右乳癌改良根治术+锁骨上淋巴结清扫术。

术后病理结果

1. 右乳12点钟位置为浸润性乳腺导管癌Ⅲ级（化疗反应Ⅲ级）；免疫组化染色：ER（+）15%，PR（+）5%，HER-2（+），Ki-67阳性细胞数5%，P63（−）。

2. 右乳1~2点乳腺导管原位癌。

3. 淋巴结转移19/40：

（1）右腋窝Ⅰ区淋巴结8/13；

（2）右腋窝Ⅱ区淋巴结1/3；

（3）右腋窝Ⅲ区淋巴结1/4；

（4）右侧胸肌间淋巴结0/1；

（5）右颈部Ⅳ区淋巴结8/10；

（6）右颈部Ⅴ区淋巴结1/9。

病理诊断

右乳浸润性乳腺导管癌Ⅲ级pT1N3cM0，ⅢC期，Luminal B型。

术后治疗

1. 辅助化疗。

2. 放射治疗。

3. 内分泌治疗。

术后情况

1. 术后第5天拔除引流管出院：

（1）无局部积液；

（2）无缺血坏死；

（3）无上肢肿胀。

2. 嘱术后上肢功能锻炼。

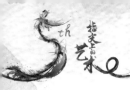

专家简介

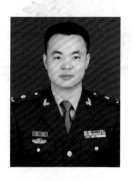

唐鹏　副主任医师，副教授，医学博士

陆军军医大学第一附属医院

美国国立癌症研究所访问学者，2016年全国中青年乳腺癌手术视频大赛第一名，兼任中国抗癌协会康复会乳甲分会乳腺微创整形与修复重建学组副组长，中华医学会肿瘤学分会乳腺癌学组青年委员，中国抗癌协会乳腺癌专业委员会青年委员，中国医师协会乳腺外科医师专业委员会青年委员，中国研究型医院学会乳腺专业委员会青年委员会常务委员，中国研究型医院学会普通外科专业委员会青年委员，中国医学教育协会乳腺疾病专业委员会委员，《中华乳腺病杂志（电子版）》青年编委等学术职务。

手术视频

扫码在线观看手术视频

病例8 左侧乳腺单纯切除+前哨淋巴结活检术

病例简介

基本情况

患者，女，67岁。入院日期：2016年6月6日。主诉：左乳肿物半个月。现病史：半个月前无意中发现左乳肿物，于吉林大学第一医院乳腺外科门诊就诊后行乳腺彩超和X线片检查，均提示为乳腺癌Ⅲ期病变，为进一步治疗收入院。既往史：无。家族史：无。

专科查体

左乳外上象限近乳房边缘扪及一大小约2.5 cm×2.0 cm的肿物，质硬，边界不清，表面欠光滑，活动尚可。双侧腋窝及锁骨上未扪及肿大淋巴结。

辅助检查

乳腺和腋窝彩超：左乳3点钟位腺体边缘探及为22.4 mm×13.0 mm的低回声团块，边界欠清晰，形态欠规则，周边见少许血流信号。双侧腋窝未见异常淋巴结影像（图8-1）。BI-RADS分类为4B类。

乳腺X线片检查：左乳外上象限见一高密度肿物影，大小约2.5 cm×2.0 cm，形态欠规则，边界欠清晰。双侧腋窝未见异常淋巴结影像（图8-2）。BI-RADS分类为4B类。

血液和影像学检查：术前常规检测血液及血生化各项指标均正常，无手术禁忌；胸部、腹部CT未发现远处转移病灶。

乳管镜、PET-CT等检查未发现异常。

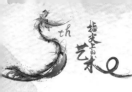

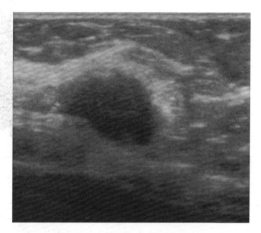

图8-1　乳腺和腋窝彩超

穿刺活检

左侧乳房肿块在超声引导下行穿刺活检，病理结果证实为左侧乳腺浸润性癌。

临床诊断

左侧乳浸润性乳腺癌cT2N0M0 Ⅱ期。

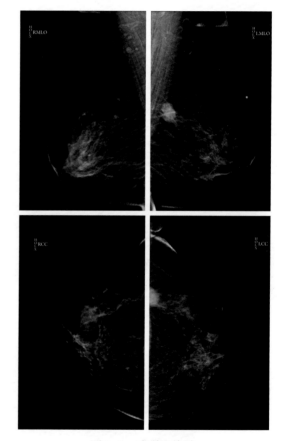

图8-2　乳腺X线片

手术方式

手术方式的选择：左乳房单纯切除+前哨淋巴结活检术。

患者具有乳腺癌手术指征，而且本人没有保乳意愿，因此乳房手术方式选择乳房单纯切除手术。

患者术前腋窝部经各项检查评估未发现淋巴结肿大，根据中国抗癌协会《乳腺癌诊治指南与规范（2015版）》符合前哨淋巴结活检手术适应证。因此，选择加用腋窝前哨淋巴结活检术，应用荧光染料和蓝染料联合示踪寻找前哨淋巴结。

病理结果

左侧乳腺：浸润性乳腺导管癌Ⅱ级，肿瘤体积为2.1 cm×1.5 cm×1 cm，脉管及神经未见癌浸润。

术中送检前哨淋巴结经连续切片未见癌转移（0/4），乳腺旁淋巴结未见癌转移（0/2）。

免疫组化：ER（＋）90%；PR（中-强＋）50%；HER-2（++），Ki-67阳性细胞数30%。

FISH回报：HER-2基因无扩增。

病理诊断

左乳浸润性癌pT2N0（sn）M0，Ⅱ期，Luminal B型。

术后治疗

2016年NCCN指南指出，对于T1b以上、N0期的管腔型乳腺癌，首选推荐进行21基因检测；如果没有检测的需进行内分泌治疗或者加用化疗。中国抗癌协会《乳腺癌诊治指南与规范（2015版）》指出，对于HER-2阴性的Luminal B型乳腺癌，全部患者均需进行内分泌治疗，大多数患者要加用化疗。该病例的复发风险评估为中度风险，经医院乳腺癌诊治协作组多学科会诊，制定如下术后治疗方案：

给予化疗，TC方案（多西他赛+环磷酰胺），4周期治疗；内分泌治疗（口服芳香化酶抑制药5年）；无需放疗及分子靶向治疗。

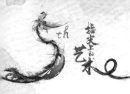

专家简介

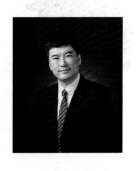

吴迪　外科学博士，主治医师

吉林大学第一医院

吉林大学第一医院乳腺外科主治医师，吉林省医师协会乳腺疾病专业委员会青年委员会副主任委员，吉林省居家养老协会精准医疗分会常务委员，吉林省医师协会乳腺疾病委员会秘书，吉林省健康管理学会乳腺疾病专业委员会委员兼秘书。参加多项科研课题，发表学术论文50余篇，参编医学专著2本。主要研究方向为乳腺癌的生存分析与预后因素研究。擅长乳腺良性疾病的麦默通微创手术、乳房微小钙化的立体定位穿刺活检、乳腺肿物的术前诊断、乳腺癌的手术及综合治疗、前哨淋巴结活检手术等。

手术视频

扫码在线观看手术视频

病例9　乳腺癌改良根治术（Kodama）

病例简介

基本情况

患者，女，46岁，因"发现左乳房肿块1年，左侧乳头凹陷7个月"入院，怀孕2次、生产2次，既往史及家族史无特殊。

专科查体

左侧乳头凹陷，可见"酒窝征"，无"橘皮征"。左侧乳房6~8点钟位置及乳头旁可扪及约5.5 cm×3 cm包块，质硬，边界欠清晰，活动度欠佳。左侧腋窝可扪及肿大淋巴结，锁骨上未扪及明显肿大淋巴结。

穿刺活检

对左侧乳房肿块进行穿刺活检，病理证实为左乳浸润性乳腺导管癌。免疫组化：ER 15%；PR 15%；HER-2（－）；Ki-67阳性细胞数30%；左腋窝淋巴结穿刺活检见癌细胞。

辅助检查

乳腺彩超：左乳7~8点钟位置腺体层内可见52 mm×23 mm低回声，边界欠清晰，呈"蟹足"状，内部可见斑点状强回声，其内可见点线状血流信号，考虑乳腺癌。

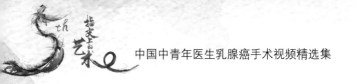

淋巴结彩超：左侧腋窝和左侧锁骨下可见多个淋巴结，考虑乳腺癌转移所致（腋窝淋巴结较大者15 mm×17 mm，锁骨下淋巴结较大者10 mm×8 mm）。

乳腺MRI：左乳内下象限见一不规则结节，边界不清晰，见分叶及毛刺，弥散受限，呈低信号，增强扫描呈不均匀强化，邻近皮肤凹陷，考虑左乳癌。

其他检查：

（1）全身骨扫描未见明显异常。

（2）胸部CT未见明显异常。

（3）腹部超声未见明显异常。

临床诊断

左侧乳浸润性乳腺导管癌T3N3M0 ⅢC期。

诊疗方案

按照NCCN指南推荐，采用乳腺癌改良根治术，且术前予以TEC方案（多西他赛+表柔比星+环磷酰胺）化疗6周期。

术前评估

化疗后查体：左乳房未扪及明显包块，局部皮肤可见"酒窝"征，腋窝和锁骨上未扪及明显肿大淋巴结。

化疗后彩超：左乳7~8点钟位置腺体层内可见10 mm×6 mm低回声，边界欠清晰，肿瘤范围较化疗前明显缩小。左侧腋窝和锁骨下可见肿大淋巴结。

化疗后疗效评价：部分缓解（PR）。

手术指征：左乳癌诊断明确，经术前新辅助化疗后达到PR，具备手术条件。

手术步骤

1. 乳房手术：左乳房全切除（考虑病变范围较大，估计TNM分期相对为较晚期）。

2. 淋巴结清扫范围：该患者初诊时即考虑有左腋窝和左锁骨下淋巴结转移，化疗后彩色B超复查仍可见肿大淋巴结。因此，手术需清扫到Ⅲ区淋巴结。

3. Kodama手术锁骨下淋巴结清扫优点：

（1）术野显露更清晰。

（2）更有利于重要结构的暴露和保护。

（3）更容易做到由远及近的肿瘤外科原则。

（4）淋巴结清扫过程中可以使胸小肌保留原位，相对而言更有利于淋巴结精确标识分期，利于后续治疗方案的制定和随访。

术后病理

左乳浸润性乳腺导管癌伴淋巴结转移5/29（腋窝4/22，胸肌间0/2，锁骨下1/5）。免疫组化：ER（+）20%，PR（+）10%；HER-2（-），Ki-67阳性细胞数2%。皮肤切缘未见癌细胞。

术后恢复

术后5天拔除引流管，无皮下积液和皮瓣坏死，无上肢水肿。

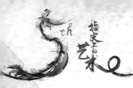

专家简介

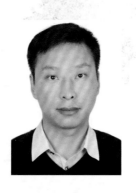

任林 硕士研究生毕业，主治医师

陆军军医大学第一附属医院

美国耶鲁大学访问学者，第三军医大学硕士研究生毕业，中国抗癌协会甲状腺癌专业委员会青年委员，中国抗癌协会肿瘤微创治疗专业委员会甲状腺分会青年委员，中国抗癌协会肿瘤标志专业委员会甲状腺癌标志物协作组委员。主要工作领域为乳腺癌和甲状腺癌的外科治疗；乳腺良性肿瘤微创手术，乳房重建手术和甲状旁腺疾病的外科治疗。主持和参与临床研究项目十余项，发表论文十余篇，参编专著2部。2016年获"全国乳腺癌手术视频大赛"南中国区一等奖，全国第三名。

手术视频

扫码在线观看手术视频

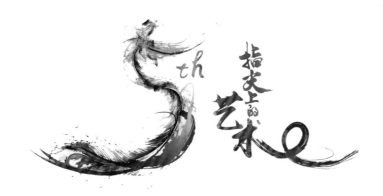

第四部分

2017年全国乳腺癌手术病例精选

病例10　早期乳腺癌单切口保乳+前哨淋巴结活检术一例

病例简介

基本情况

患者，女，41岁，入院日期：2017年8月12日。主诉为发现左乳肿物1周。现病史：1周前无意中发现左乳肿物，于哈尔滨医科大学附属第二医院乳腺外门诊就诊后行乳腺彩超、X线片、磁共振MRI检查，均提示左乳房占位病变，为求进一步治疗收入院。既往史：无。家族史：无。

专科查体

左乳外上象限距乳头5 cm处，近腺体边缘扪及一大

小约1.5 cm×1.5 cm的肿物，质硬，边界不清楚，表面欠光滑，活动尚可。双侧腋窝及锁骨上未触及肿大淋巴结。

辅助检查

乳腺和腋窝彩超：左乳1点钟位置腺体边缘探及大小为16.2 mm×11.4 mm的低回声团块，边界欠清晰，形态欠规则，周边见少许血流信号（图10-1）。双侧腋窝部未见异常淋巴结影像。BI-RADS分类为4B类。

双乳MRI：左乳外上象限可见一不规律异常信号，边界不清晰，DWI呈高信号，最大径15 mm，增强扫描可见明显强化（图10-2）。双侧腋窝部未见异常。BI-RADS

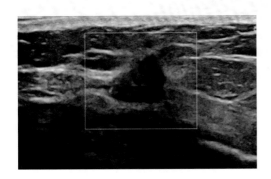

图10-1　乳腺和腋窝彩超

分类为4C。双侧腋下未见异常淋巴结影像。BI-RADS分类为4C类。

其他检查：术前血常规及血生化各项检查无手术禁忌；胸部、腹部CT检查未发现远处转移灶。

其他专科或全身检查，乳管镜检查未发现异常，PET-CT检查未发现异常。

临床诊断

左侧乳腺癌cT1N0M0 Ⅰ期。

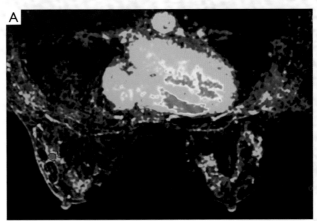
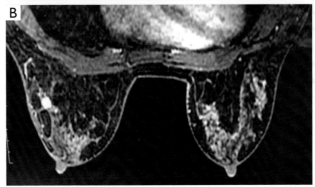

图10-2　乳腺MRI影像和X线片
（A）MRI影像；（B）X线片。

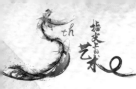

穿刺活检

超声引导下对肿块行穿刺活检，病理结果为：左乳浸润性癌。

术前评估

肿块位置的评估：乳腺3D重建打印（图10-3），基于小波变换的多分辨率锥束图像快速三维重建算法。该

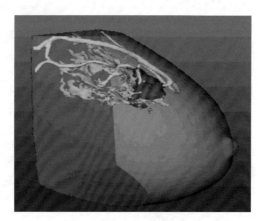

图10-3　乳腺3D重建打印

法优势：能够较为准确评估肿块所在位置和大小，以及肿块周围的血管分布，可帮助术中快速定位、缩短手术时间及减少出血量。

手术方式

手术术式选择：保留乳房的左乳癌切除术+前哨淋巴结活检术。

患者确诊为乳腺癌，手术指征明确，而且本人有保乳意愿，因此对乳房进行保乳手术。

临床对腋窝的评估为阴性，无淋巴结肿大。根据《中国抗癌协会乳腺癌诊治指南与规范（2017年版）》符合前哨淋巴结活检手术适应证。因此，腋窝手术选择前哨淋巴结活检术，应用核素和蓝染料联合示踪寻找前哨淋巴结。

术中亮点

交错组织瓣成形保乳术（图10-4）。

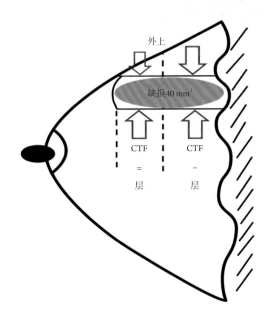

图10-4 交错组织瓣成形保乳术

优势如下。

（1）适用于皮肤缺损10%~25%的患者，术后乳房外形较饱满，与术前差距较小。

（2）费用低廉，恢复快，术后3天即可出院。

（3）放疗后相对美观。

术后病理结果

左侧乳腺为浸润性导管癌Ⅱ级，肿瘤体积为1.0 cm×0.8 cm，脉管及神经未见癌浸润。术中送检前哨淋巴结经连续切片未见癌转移（0/4），乳腺肿块周围切缘经连续切片未见癌。

免疫组化：ER（强＋）90%，PR（强＋）60%，HER-2（0），Ki-67阳性细胞数约10%。

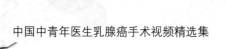
病理诊断

左侧乳腺癌pT1N0（sn）M0 Ⅰ期，Luminal A型。

术后治疗

《中国抗癌协会乳腺癌诊治指南与规范（2017年版）》指出，对于Luminal A型乳腺癌，大多数患者仅需进行内分泌治疗。

该患者术后给予全乳放疗，原瘤体区域加大放疗剂量；内分泌治疗，口服三苯氧胺5年。

专家简介

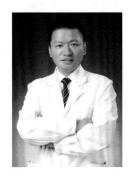

陈晰　主任医师，教授

哈尔滨医科大学附属第二医院

兼任中国抗癌协会乳腺专业委员会青年委员、中国医药教育协会乳腺疾病专业委员会委员、中国整形美容协会肿瘤整复分会委员、国家自然科学基金一审评委、黑龙江省医学会乳腺专业委员会青年委员会副主任委员、黑龙江省医师协会乳腺专业委员会青年委员会副主任委员。

手术视频

扫码在线观看手术视频

病例11 保留上肢淋巴引流的乳腺癌改良根治术

治疗背景：乳腺癌术后上肢淋巴水肿发生率35%~42%，严重影响患者生活质量。淋巴水肿的原因可能是腋窝淋巴结清扫时，切断了上肢淋巴引流的通路。上肢淋巴回流管道和乳腺淋巴回流管道之间极少存在交通支，两者在解剖上与功能上均具有相对独立性，术中如能保全上臂淋巴引流管道的完整性，则有望降低术后淋巴水肿的发生率。

病例简介

基本情况

患者，女，51岁。2017年02月12日因"右乳无痛性肿块4个月"入院。身高150 cm，体重47 kg，BMI 21，体表面积1.4 cm²。49岁绝经，既往史无特殊，无家族史。

专科查体

右乳头内陷，表面皮肤无"橘皮"征，乳头无溢血溢液，右乳10点钟位置距乳头2 cm处扪及约3.5 cm×2 cm大小包块，质硬，边界不清晰，活动度欠佳，无触痛。右侧腋窝扪可及一1.5 cm×1 cm大淋巴结。左侧乳房未扪及明显包块。左侧腋窝及双侧锁骨上未扪及明显肿大淋巴结。

辅助检查

乳腺超声（2017年2月13日）：右乳10点钟方向距乳头20 mm处腺体层内可见范围约36 mm×18 mm的不均质低回声，边界不清晰，形态不规则，CDFI示其内可见短线状血流信号（图11-1），并记录到搏动性血流频谱，RI=1.0。

乳腺所属区域淋巴结超声（2017年2月13日）：右侧腋窝可见多个淋巴结，淋巴门结构尚清，皮质增厚，较大的淋巴结范围约15.6 mm×10 mm，CDFI示其内可见少许点状血流信号。左侧腋窝可见多个淋巴结，淋巴结区域结构清楚，CDFI示其内可见少许点状血流信号。双侧锁骨上下、胸骨旁未探及明显肿大的淋巴结。

乳腺X线片检查（2017年2月13日）：右乳不对称密度、结构紊乱、乳头凹陷（图11-2）。

胸部CT（2017年2月15日）：右侧乳腺外上象限见

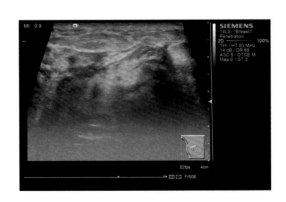

图11-1　乳腺超声影像

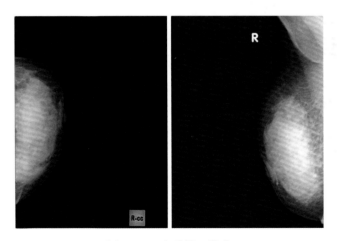

图11-2　右乳腺X线片

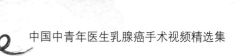
软组织结节影,边界模糊。右侧腋窝淋巴结肿大,考虑转移,余未见明显异常(图11-3)。胸小肌后方淋巴结转移不能除外。

穿刺活检

右乳包块行穿刺活检(2017年2月16日):病理结果证实右乳浸润性乳腺导管癌。

右腋窝肿大淋巴结细针穿刺活检(2017年2月16日):病理提示见癌细胞。

免疫组化:ER(-)、PR(-)、HER-2(-)、E-cad(+)、P63(-)、CK5/6(-)、Ki-67阳性细胞数>10%。

临床诊断

右侧乳腺癌cT2N1M0 ⅡB期,三阴性乳腺癌。

诊疗方案

新辅助化疗+手术治疗。

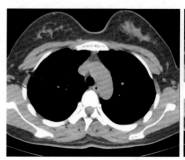
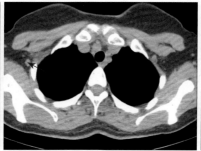
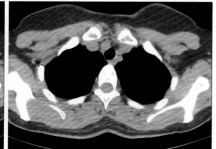

图11-3 胸部CT

术前评估

乳腺超声（2017年6月10日）：右乳10点钟方向，距乳头30 mm处腺体层内可见范围约11 mm×8 mm的低回声，边界欠清晰，形态不规则，CDFI示其内未见血流信号（图11-4）。

乳腺所属区域淋巴结超声（2017年6月10日）：右侧腋窝可见多个淋巴结，淋巴结区域结构清楚，较大的范

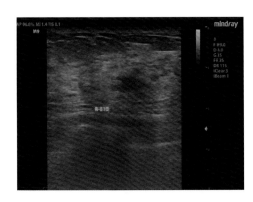

图11-4　右乳腺超声影像

围约8.1 mm×6.9 mm，CDFI示其内可见少许点状血流信号。双侧锁骨上下、胸骨旁未探及明显肿大的淋巴结。

手术方式

保留上肢淋巴引流的右乳癌改良根治术。

术后病理结果

右乳浸润性乳腺导管癌，化疗反应3级；

乳头、右腋窝组织未见癌组织；

右腋窝Ⅰ区淋巴结12枚，2枚见癌转移（2/12）；

右腋窝Ⅱ区淋巴结5枚，1枚见癌转移（1/5）；

右腋窝Ⅲ区淋巴结3枚，未见癌转移（0/3）；

胸肌间组织为纤维脂肪组织。

免疫组化：CK（＋）、ER（＋）1%、PR（＋）30%、HER-2（－）、Ki-67阳性细胞数20%、P63（＋）、CK5/6（＋）、P120膜（＋）、CD3（－）、CD20（－）。

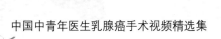
术后治疗

放疗+内分泌治疗。

病例小结

乳腺癌手术切除进行腋窝淋巴结清扫时，要有意识地保护上肢淋巴引流。腋窝采用逆行显影技术标记出上肢淋巴管或淋巴结，有望降低损伤淋巴引流的可能性。在规范诊疗的基础上，为乳腺癌手术腋窝区的精准处理提供了一种参考。

专家简介

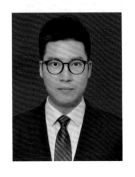

杨汐　主治医师，医学硕士

陆军军医大学第一附属医院

从事普外工作3年，甲状腺、乳腺专科临床工作8年。第四届"指尖上的艺术"中国青年医师乳腺癌手术比赛全国亚军。2019年赴西班牙巴塞罗那Hospital de La Santa Creu I Sant Pau整复外科临床专训。专注于甲状腺、乳腺恶性肿瘤的根治性手术以及综合治疗、即刻及延期乳房重建、乳腺良性肿瘤微创切除手术。重点关注乳腺癌上肢淋巴水肿的外科处理、保留颈丛的颈淋巴结清扫术、甲状腺肿瘤的腔镜手术。

手术视频

扫码在线观看手术视频

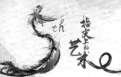
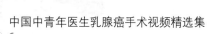

病例12 右乳癌改良根治术

病例简介

基本情况

患者，女，53岁，2017年5月5日入院，主诉：发现右乳包块3个月。既往史：平素体健。家族史：无恶性肿瘤家族史。生育史：怀孕3次，生产2次。月经史：51岁绝经。

专科查体

两侧乳房对称，两侧乳头无溢血溢液及凹陷。乳房皮肤无"橘皮"样改变。右乳房9~11点钟位置距乳晕旁可扪及5.5 cm×3.0 cm包块，质硬，边界欠清楚，活动度尚可。左乳未扪及明确包块。右侧腋窝可扪及2.0 cm×1.5 cm肿大淋巴结，质中，活动度可。左侧腋窝及双侧锁骨上未扪及明显肿大淋巴结。

专科检查

乳腺彩超（2017年5月5日）：右乳9~11点钟位置距乳晕旁腺体层内探及范围约50 mm×26 mm的片状低回声，边界不清晰，形态不规则，周边回声增强，内部可见多个点状强回声，CDFI示其内可见短线状血流信号，并可记录到搏动性血流频谱，RI=0.84（图12-1）。

区域淋巴结彩超（2017年5月5日）：右侧腋窝可见多个低回声，淋巴结区域结构不清楚，较大的淋巴结约

13 mm×12 mm。右侧锁骨下可见多个低回声，淋巴结区域结构欠清晰，较大的淋巴结范围约10 mm×8 mm。双侧锁骨上、左侧锁骨下、胸骨旁未探及明显肿大的淋巴结（图12-2）。

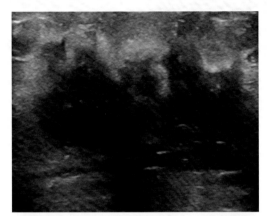

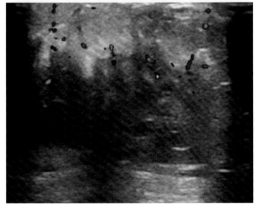

图12-1　乳腺彩超影像

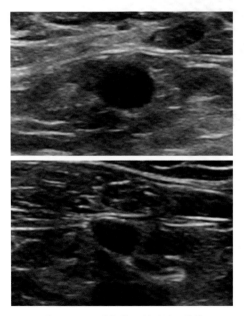

图12-2　区域淋巴结彩超影像

乳腺钼靶检查（2017年5月5日）：右乳外上象可见肿块影，形态不规则，边界欠清晰（图12-3）。

其余辅助检查：胸部CT未见明显异常，腹部彩超未见明显异常，骨扫描未见明显异常。

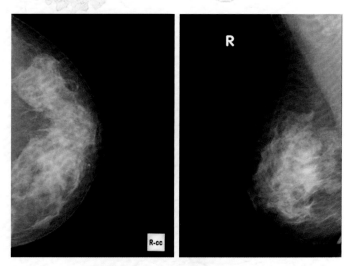

图12-3　乳腺钼靶检查

穿刺活检

乳房肿块穿刺活检（2017年5月8日）：右乳肿块做组织学穿刺活检，病理结果证实为右乳浸润性导管癌。免疫组化：ER（+）25%，PR（+）20%，HER-2（-），Ki-67阳性细胞数40%（图12-4）。

右腋窝淋巴结细胞学穿刺活检：病理证实淋巴组织见癌细胞。

临床诊断

右侧乳腺癌cT2N3M0 ⅢC期，HER-2（-），Luminal B型。

新辅助化疗诊疗依据

根据2017年NCCN、CACA及CSCO乳腺癌诊治指南推荐TAC化疗方案（多西他赛+多柔比星+环磷酰胺）。

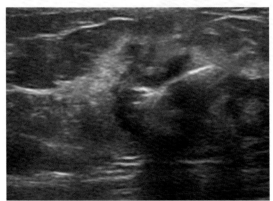

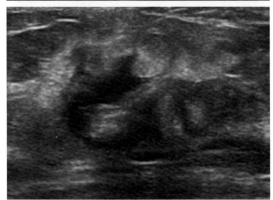

图12-4　右乳房肿块的穿刺活检

新辅助化疗效果评估

乳腺彩超（2017年6月7日）：TAC方案化疗2次后，右乳9~11点钟方向距乳晕旁腺体层内可见范围约32 mm×20 mm的低回声，边界不清晰，形态不规则，其内可见点状强回声，CDFI示周边可见少许点状血流信号。右侧腋窝可见多个肿大淋巴结，较大的淋巴结约11 mm×9 mm，CDFI示其内可见少许点状血流信号。右侧锁骨下可见多个肿大淋巴结，较大的淋巴结约8 mm×6 mm。

乳腺彩超（2017年7月19日）：TAC方案化疗4次后，右乳9~11点钟方向、乳晕旁腺体层内可见范围约27 mm×16 mm的低回声，边界不清晰，形态不规则，其内可见点状强回声，CDFI示周边可见少许点状血流信号。右侧腋窝可见多个肿大淋巴结，较大的淋巴结约9 mm×8 mm。右侧锁骨下可见多个肿大淋巴结，较大的淋巴结约8 mm×5 mm。

乳腺彩超（2017年8月30日）：TAC方案化疗6次后，右乳9~11点钟方向距乳晕旁腺体层内可见范围约23 mm×13 mm的低回声，边界清晰，形态不规则，可见点状强回声，CDFI示周边可见少许点状血流信号。

右侧腋窝可见多个肿大淋巴结，较大的淋巴结约9 mm×7 mm。右侧锁骨下可见肿大淋巴结，较大的淋巴结约5 mm×4 mm。

术前疗效评估：临床部分缓解（PR）。

手术选择

乳房：右侧乳房全切除（依据为肿块较大且位于乳晕旁）。

淋巴结：清扫腋窝Ⅰ区、Ⅱ区、Ⅲ区淋巴结（依据为术前穿刺确诊腋窝淋巴结转移；新辅助化疗前后均发现腋窝Ⅲ区肿大的淋巴结）；术野见图12-5~图12-7。

术后病理结果

右乳浸润性乳腺导管癌Ⅲ级（化疗反应Ⅲ级）。肿瘤大小2.3 cm×1.4 cm。免疫组化：ER（＋）25%，PR（＋）15%，HER-2（＋），Ki-67阳性细胞数30%。淋巴结转移6/28，其中腋窝Ⅰ区和Ⅱ区淋巴结5/22；胸肌间淋巴结0/2；腋窝Ⅲ区淋巴结1/4。术后病理标本见图12-8。

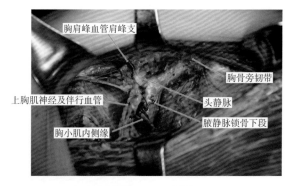

图12-5　术野1

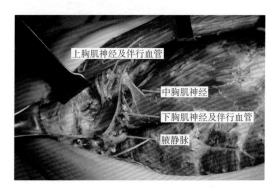

图12-6　术野2

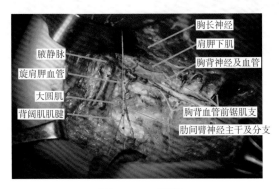

图12-7　术野3

病理诊断

右侧乳浸润性乳腺导管癌ypT2N3cM0 ⅢC期，HER-2阴性，Luminal B型。

术后治疗

放疗：根据NCCN、CACA及CSCO乳腺癌诊治指南，给予胸壁+区域淋巴结放疗。

内分泌治疗：患者已绝经，给予口服来曲唑治疗，5年后若耐受良好，无复发转移延长至10年。

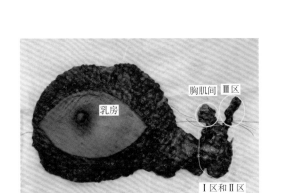

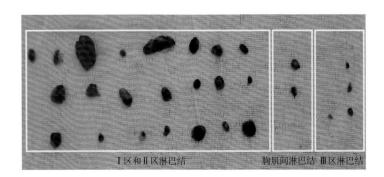

图12-8　术后病理标本

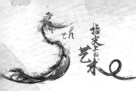

专家简介

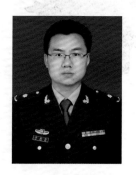

齐晓伟　医学博士，副主任医师、副教授，硕士研究生导师

陆军军医大学第一附属医院

耶鲁大学访问学者。兼任中华医学会肿瘤学分会乳腺肿瘤学组青年委员、中国医师协会乳腺外科医师协会青年委员、中国抗癌协会肿瘤标志专业委员会青年委员、中国抗癌协会中西医整合肿瘤分会青年委员等学术职务，《中华乳腺病杂志（电子版）》等编委。主持国家自然科学基金、重庆市自然科学基金、重庆市卫健委临床研究专项等各级各类课题13项。以第一或通讯作者在国内外共发表学术论文40余篇，其中SCI论文19篇，获国家发明专利7项、实用新型专利8项，参编专著5部。曾荣院内外等多项大奖。

手术视频

扫码在线观看手术视频

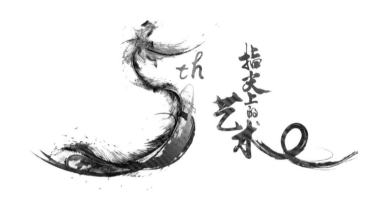

第五部分

2018年乳腺癌保乳手术病例精选

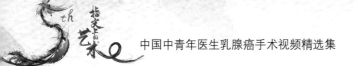

病例13 采用乳晕弧形切口联合邻近腺体瓣整复的保乳手术

病例简介

基本情况

患者，女，44岁，未绝经，已婚已育，非妊娠哺乳期。主诉：发现左乳肿块2周。既往史：既往体健，无手术史，无活动性结缔组织病等，无放射线接触史。家族史：否认乳腺癌、卵巢癌家族史。

专科查体

两侧乳房对称，乳头无溢液、无内陷，无皮肤红肿、无"酒窝"征及"橘皮"样改变，左乳外上象限1点钟位距乳头约4 cm处扪及一枚肿物，大小约1 cm×1 cm，质硬，边界尚清楚，活动度差，无皮肤粘连及胸壁固定；双侧腋窝及双侧锁骨上均未扪及肿大淋巴结。

辅助检查

彩超：左乳1点钟位距乳头约36 mm处探及一大小约10 mm×11 mm×8 mm低回声结节，形态不规则，呈垂直生长，边界欠清晰，内回声不均匀，其内见点条状血流信号。双乳导管未见明显扩张。双侧腋窝及双侧锁骨上、下均未探及明显肿大淋巴结回声。提示：左乳低回声结节（图13-1），BI-RADS分类为4C类。

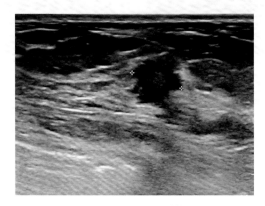

图13-1　彩超影像

乳腺钼靶检查：左乳外上示等密度结节影，大小约1 cm×1 cm，形态欠规则，边缘不清晰（图13-2）。腋窝部见淋巴结，大小密度无特殊。提示：左乳结节BI-RADS分类为4C。

乳腺MRI（图13-3）：双乳呈多量腺体型，左乳外上可见一直径约1 cm×0.8 cm大小肿块，DWI上呈稍高信号，边界欠清晰，增强扫描明显强化，时间-信号强度曲线呈Ⅲ型，右乳腺体未见明显异常强化灶。双乳皮肤、

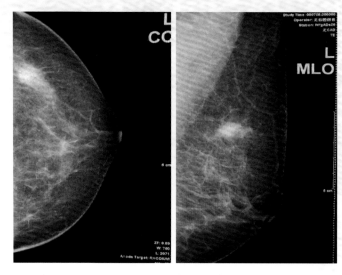

图13-2　钼靶影像

乳头未见异常。双腋下未见明显肿大淋巴结。提示：左乳外上肿块，考虑恶性。BI-RADS分类为5类。

肺部CT平扫，头颅MRI，腹部彩超均未见异常。

血液学检查，肿瘤标志物检测均未见异常。

心电图及心脏彩超检查未见异常。

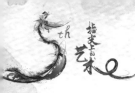

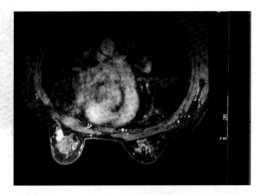

图13-3　MRI影像

行左乳肿块粗针穿刺活检，病理结果证实为左乳腺浸润性癌。

临床诊断

左乳腺癌cT1N0M0，Ⅰ期。

临床依据

根据《中国抗癌协会乳腺癌诊治指南与规范

（2017年版）》保乳适应证：临床Ⅰ期、Ⅱ期的早期乳腺癌，即肿瘤大小属于T1和T2分期，且乳房有适当体积，肿瘤与乳房体积比例适当，术后能够保持良好的乳房外形的早期乳腺癌患者。对于多灶性乳腺癌（同一个象限的多个病灶，假定是来源于同一个肿瘤），也可以进行保乳手术。

保乳治疗的绝对禁忌证：①妊娠期间放疗，对于妊娠期间妇女，保乳手术可以在妊娠期完成，放疗可以在分娩后进行；②病变广泛或弥漫分布的恶性特征钙化灶，且难以达到切缘阴性或理想外形；③肿瘤经局部广泛切除后切缘阳性，再次切除后仍不能保证病理切缘阴性者；④患者拒绝行保留乳房手术；⑤炎性乳腺癌。

该患者有保乳的强烈意愿，无保乳手术禁忌。

前哨淋巴结活检术（sentinel lymph node biopsy，SLNB）是早期浸润性乳腺癌的标准腋窝分期手段。随着乳腺癌SLNB研究的不断深入，越来越多的相对禁忌证已逐渐转化为适应证。目前认为，可手术乳腺癌患者SLNB的禁忌证仅包括炎性乳腺癌、腋窝淋巴结穿刺证实为转移且未接受新辅助化疗及腋窝淋巴结阳性新辅助化疗后仍为阳性的患者。乳腺癌SLNB的示踪剂包括蓝染料和核素示踪剂。首选推荐联合使用蓝染料和核素示踪剂，可以使SLNB的成功率提高，假阴性率降低。经过严格的曲线学习和熟练操作后，也可以单用蓝染料或核素示踪剂，大量数据表明单用蓝染料或核素示踪剂进行前哨淋巴结活检具有相似的成功率和假阴性率。

该患者腋窝淋巴结临床考虑阴性（查体及磁共振等影像学检查均未发现可疑转移的淋巴结），适合行前哨淋巴结活检术，因本医院条件限制，没有放射性核素示踪剂，准备单用亚甲蓝作为示踪剂进行前哨淋巴结活检。

手术方式

拟行左乳腺癌保乳术+左腋窝前哨淋巴结活检术+邻近腺体瓣整复成形术。

手术特色

设计乳晕弧形切口：本例患者术前各项检查均提示肿瘤位于腺体内，未侵及皮肤和脂肪，故可保留肿瘤表面皮肤。出于美观考虑，术前取乳晕附近作为穿刺点，且手术也取乳晕弧形切口。术前设计切口时，在乳晕弧形切口的基础上外加一个小梭形切口，以便于切除穿刺孔及穿刺针道。术后随访，切口愈合良好，美观隐蔽。

邻近腺体瓣整复成形：应用乳晕弧形切口，需潜行游离皮瓣至肿瘤周围，皮瓣厚度与常规乳腺癌改良根治术的皮瓣厚度相当，避免肿瘤细胞残留。游离范围广泛，一方面利于肿瘤扩大切除，另一方面为下一步两侧腺体瓣整复成形提供必备条件。切除肿瘤后，充分游离两侧腺体瓣的基底，间断缝合两侧腺体瓣以填补缺损。术后随访，局部外观平滑自然，无塌陷。

乳房及腋窝创腔均未放置引流管：本例患者乳房肿瘤较小，扩大切除肿瘤后缺损不大。由于术中两侧腺体瓣游离充分，将其整复成形后可达到无张力完全关闭创腔，由此未放置乳腺引流管。腋窝前哨淋巴结活检过程中，蓝染的淋巴管均予以结扎，创腔内止血彻底，且腋窝筋膜逐层予以缝合关闭，有效避免腋窝淋巴漏和积液的可能，由此未放置腋窝引流管。未放置引流管可减少患者创伤，术后随访，未发现乳房内和腋窝积液的情况。

术中冷冻病理切片结果

术中冷冻快速病理切片结果提示，前哨淋巴结1枚及前哨旁淋巴结3枚均未查见癌细胞，肿瘤表面及切口上、下、内、外、近乳头方向切缘和创腔基底部均未查见癌细胞。

术后病理结果

左乳非特殊型浸润性癌Ⅰ级，S 1 cm×0.9 cm。未见明确脉管内癌栓及神经束侵犯，肿瘤表面及切口上、下、

内、外、近乳头方向切缘和基底部均未查见癌，前哨淋巴结1枚及前哨旁淋巴结3枚均未查见癌。

免疫组化：ER（++）90%、PR+（++）90%、HER-2（++）、FISH（−）、Ki-67阳性细胞数10%。

病理诊断

左侧乳腺癌pT1bN0M0 Ⅰ期，Luminal A型。

术后治疗

1. 内分泌治疗：根据中国临床肿瘤学会《乳腺癌诊疗指南（2018版）》，对于Luminal A型患者，其化疗方案的制定取决于疾病对化疗的反应性与疾病复发风险。大部分专家认为Luminal A型乳腺癌"对化疗反应较差"，若存在需要化疗的指标（如淋巴结1~3阳性），则可推荐AC方案（多柔比星+环磷酰胺）或TC方案（多西他赛+环磷酰胺）；但对于淋巴结≥4个的高危患者，可推荐AC序贯紫杉类的方案。同时，根据2017 St.Gallen专

家共识，大部分专家认为，对于临床低危的Luminal A型患者（T1a/b、N0、G1）可以直接给予内分泌治疗，不必行21基因检测。所以基于此，该患者决定不予化疗，直接给予内分泌治疗。

该患者属于围绝经期前，年龄>35岁，基于TEXT&SOFT联合分析研究，同时根据中国临床肿瘤学会《乳腺癌诊疗指南（2018版）》：对于复发风险低的患者全部满足以下条件：①淋巴结阴性；②1期癌症（G1）；③原发肿瘤（T）<2 cm；④低Ki-67，内分泌治疗给予该患者5年他莫昔芬即可。

患者STEPP评分0.23，也提示应用卵巢功能抑制药获益较少，故决定给予口服他莫昔芬治疗5年。

2. 放疗：根据《中国抗癌协会乳腺癌诊治指南与规范（2017年版）》：所有浸润性乳腺癌保乳手术后的患者通过全乳放疗都可以降低2/3的局部复发率，同时对瘤床加大放射剂量照射，可以在全乳45~50 Gy剂量的基础上进一步提高局部控制率，瘤床加量对于60岁以下的患者获益更显著。对于无辅助化疗指征的患者术后放疗建议在术后8周内进行。由于术后早期术腔体积存在动态变化，尤其是含有术腔血肿的患者，所以不推荐术后4周内开始放疗。

因此，该患者决定术后1~2个月内进行放疗，全乳放疗+瘤床加量：全乳照射剂量45~50 Gy，1.8~2.0 Gy/次，5次/周。在无淋巴引流区照射的情况下也可考虑大分割方案治疗，即2.66 Gy×16次，总剂量42.5 Gy，或其他等效生物剂量的分割方式。瘤床加量剂量为（10~16）Gy/（1~1.5）周，共5~8次。

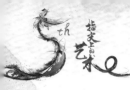

专家简介

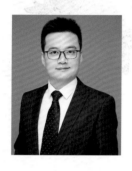

王瑞卿　乳腺专业硕士，主治医师

山东省临沂市人民医院乳腺疾病诊治中心

山东省抗癌协会乳腺肿瘤分会青年委员，山东省健康管理协会乳腺健康管理分会委员，山东省研究型医院协会乳腺外科学分会委员。曾获得2018年"指尖上的艺术"中国中青年医师乳腺癌手术视频大赛全国总决赛保乳组冠军。擅长乳腺良恶性疾病的诊断与治疗，精通各种乳腺肿瘤手术；美容小切口切除良性肿瘤及运用肿瘤整形技术行乳腺癌保乳、乳腺癌改良根治术、各种乳房整形和再造手术等。多次到复旦大学附属肿瘤医院等国内顶尖乳腺专业医院进修深造。

手术视频

扫码在线观看手术视频

病例14　乳腺癌保乳整形+前哨淋巴结活检术

病例简介

基本情况

患者，女，43岁，入院日期为2018年3月20日。主诉：发现右乳肿块2周。现病史：患者2周前，洗澡时发现右乳有一肿块，如葡萄样大小，无伴疼痛，无畏寒发热。近期体重无明显下降。既往史：既往体健，否认高血压、糖尿病史，否认肝炎、结核病史，否认手术外伤史。家族史：父母体健，否认两系三代有家族性遗传病史。生育史：足月产1次，无早产，无流产。未绝经。

专科查体

乳房内上象限距离乳晕3 cm处可扪及3 cm×3 cm大小肿块。肿块表面皮肤有凹陷（无"橘皮"征）。腋窝及锁骨上淋巴结未扪及。

辅助检查

超声检查：右乳2点钟位置，距离乳头3 cm，见低回声肿块24 mm×25 mm，边界欠清晰，形态欠规则，内可见数枚钙化点（图14-1）。BI-RADS分类为4C类。双侧

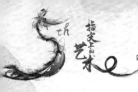

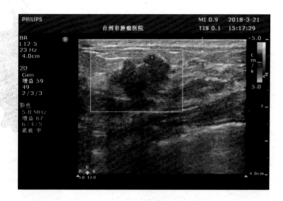

图14-1　超声影像学图片

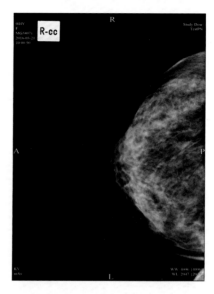

图14-2　钼靶报告影像学图片

腋下、双侧锁骨上未见明显肿大淋巴结。

　　乳腺钼靶检查：双乳腺体改变及类结节影。右乳内侧结节，考虑良性病变（图14-2），建议随访。BI-RADS分类为3类。

　　其他相关检查：胸部CT、心电图、腹部超声、盆腔超声、血液常规及血生化各项检测均未发现明显异常及手术禁忌。

穿刺活检

　　空芯针穿刺活检：右乳行空芯针穿刺肿块，取活检标本3条送病理检测，证实为浸润性乳腺导管癌，Ⅱ级。

免疫组化：ER（＋）80%、PR（＋）85%、HER-2（＋）、Ki-67阳性细胞数约30%。

手术方式

保乳术：患者有保乳意愿，符合保乳指征。做"网球拍"状切口设计（适合于乳房内侧肿瘤保乳手术），避免乳头移位、乳房变形等。切除肿瘤及周围乳腺组织，保持切缘阴性。做前哨淋巴结活检，避免腋窝淋巴结清扫，防止相关并发症。

术后病理结果

右乳浸润性乳腺导管癌（Ⅱ级），肿瘤2 cm×2 cm×0.8 cm大小、脉管见癌栓，前哨淋巴结3枚未见癌转移。

免疫组化：ER（++）95%、PR（+++）95%，HRE-2（++）、FISH（－），Ki-67阳性细胞数约30%。

病理诊断

pT1N0M0，Luminal为B型。

术后治疗

化疗、放疗联合内分泌治疗。

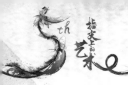
专家简介

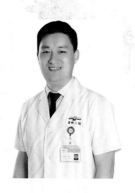

胡哲 副主任医师

台州市中心医院

台州中心医院甲状腺乳腺外科副主任医师、中国抗癌协会中医整合肿瘤专业委员会委员、浙江省医师协会乳腺癌专业委员会委员、台州市医学会肿瘤学分会委员。获得第五届"指尖上的艺术"中国中西医师乳腺癌手术视频大赛全国总决赛亚军、2018年度MOST学院肿瘤支持治疗全国辩论赛季军、两届温岭市百佳医生。

手术视频

扫码在线观看手术视频

病例15　左乳腺癌保乳术+前哨淋巴结活检+邻近腺体整复术

病例简介

基本情况

患者，女，28岁，未婚未育。主诉：发现左乳肿块2周。既往史：既往体健，无手术史，无特殊疾病史。个人家族史无特殊。

专科查体

两侧乳房外形对称，局部皮肤无异常。左乳内上象限11点钟位距乳头缘2.0 cm处扪及一约3.0 cm×2.5 cm肿块，边界尚清楚，质地偏硬，活动度欠佳，与皮肤无粘连；右乳未扪及明显肿块；双侧腋窝及双侧锁骨上未扪及肿大淋巴结。

辅助检查

彩超：左乳11点钟位置探及2.0 cm×2.6 cm低回声团块，内见点状强回声，后方回声增强，CDFI示血流信号Ⅱ级（图15-1）；右乳未见明显异常。双侧腋下及双侧锁骨上下无肿大淋巴结。左侧乳腺BI-RADS分类为4B类。

钼靶：左乳内上象限约2.5 cm×2.0 cm大小肿块，边界尚清晰。未见明显微小钙化灶（图15-2）。BI-RADS分类为3类。

MRI：左乳内上一椭圆形长T1、长T2异常信号影，

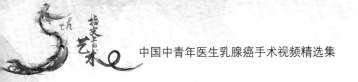

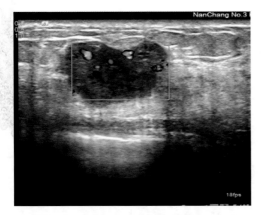

图15-1　彩超影像

DWI高信号，ADC低信号，大小2.1 cm×2.3 cm。增强曲线为平台型强化。双侧腋下及双侧锁骨上未见肿大淋巴结（图15-3）。BI-RADS分类为4B类。

　　肺部CT平扫，头颅MRI，腹部彩超均未见异常。血液各项生化指标及肿瘤标志物检测未见异常。

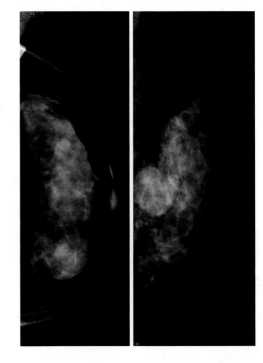

图15-2　钼靶影像

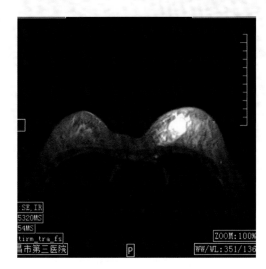

图15-3　MRI

穿刺活检

行左乳肿块穿刺活检，病理切片证实为左乳腺浸润性乳腺癌。

免疫组化：ER（＋）30％，PR（＋）70％，HER-2（＋），Ki-67阳性细胞数80％。

临床诊断

左乳腺癌cT2N0M0，ⅡA期，HER-2（－），Luminal B型。

诊疗依据

根据美国国家综合癌症网络（NCCN）公布的《乳腺癌诊治指南（2018年版）》保乳适应证：临床Ⅰ期、Ⅱ期的早期乳腺癌，即肿瘤大小属于T1和T2分期，且乳房有适当体积，肿瘤与乳房体积比例适当，术后能够保持良好的乳房外形的早期乳腺癌患者。对于多灶性乳腺癌（同一个象限的多个病灶，假定是来源于同一个肿瘤），也可以进行保乳手术。

保乳治疗的绝对禁忌证：①妊娠期间放疗，对于妊娠期间妇女，保乳手术可以在妊娠期完成，放疗可以在分娩后进行；②病变广泛或弥漫分布的恶性特征钙化灶，且难以达到切缘阴性或理想外形；③肿瘤经局部广泛切除后切缘阳性，再次切除后仍不能保证病理切缘阴性者；④患者拒绝行保留乳房手术；⑤炎性乳腺癌。

患者有保乳的强烈意愿，无保乳手术禁忌。

手术方式

拟行左乳腺癌保乳术+前哨淋巴结活检术+邻近腺体整复术。

术中冷冻病理结果

术中将前哨淋巴结4枚送快速冷冻病理切片证实为阴性，未见淋巴结转移0/4，各切缘阴性。

术后病理结果

左乳浸润性乳腺导管癌，组织学Ⅱ级，各切缘阴性。前哨淋巴结4枚阴性，未见淋巴结转移（0/4）。

免疫组化：ER（+）40%，PR（+）80%，HER-2（++），Ki-67阳性细胞数70%。荧光染色体原位杂交（FISH）检测未见扩增。

病理诊断

左侧乳腺癌pT2N0M0 ⅡA期，HER-2阴性，Luminal B型。

术后治疗

化疗方案：根据中国临床肿瘤学会《乳腺癌诊疗指南（2018年版）》以AC方案（多柔比星+环磷酰胺），TC方案（多西他赛+环磷酰胺）为ⅠA类推荐。9735研究提示TC方案优于AC方案。

故术后辅助化疗为TC×4周期。

内分泌治疗方案：基于TEXT&SOFT联合分析研究：对于年轻早期乳腺癌患者卵巢功能抑制联合内分泌治疗较联合他莫昔芬改善无复发生存率（DFS）较好，STEPP评分2.84。

放疗方案：全乳放疗+瘤床加大放射剂量。

术后情况

该患者术后2个月乳房康复外观情况见图15-4。

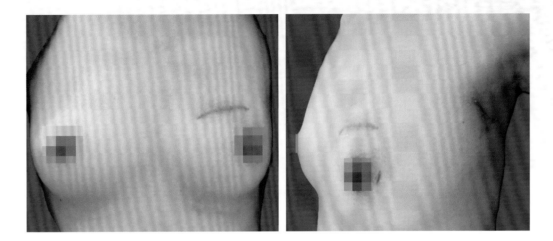

图15-4　术后第2个月乳房康复外观

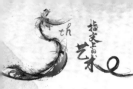

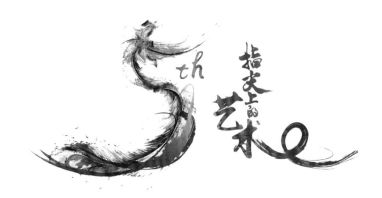

第六部分

2018年乳腺癌常规手术病例精选

病例16 一例新辅助化疗后的乳腺癌改良根治术

病例简介

基本情况

患者，女，50岁，2018年3月初次入院。就诊前2年发现左乳外侧乳晕旁"黄豆"大小包块，逐渐增大到占据乳房大部分，就诊前1年出现左侧乳头固定，自行外敷药物后左乳皮肤肿胀。病程中无乳房疼痛，无皮肤红斑，无破溃无发热。月经规律（未绝经）。

专科查体

两侧乳房不对称，左乳房上提，左乳头内陷固定，左乳后方扪及约14 cm×12 cm包块（主要位于中央区及外上象限），质硬，边界不清，包块表面约12 cm×9 cm范围，皮肤肿胀呈"橘皮"征，无红肿及皮温升高，无"卫星"结节及皮肤破溃，包块与胸壁无粘连。右侧乳房未扪及包块。左腋窝可扪及直径约1.5 cm肿大淋巴结，质硬，欠活动。右腋窝及双侧锁骨上未扪及明显肿大淋巴结。

辅助检查

彩超检查（初诊）：左乳腺体层内大片状低回声，占据乳房大部（长径100~120 mm），边界不清晰，较宽处间距约24 mm，可记录到搏动性血流频谱。BI-RADS

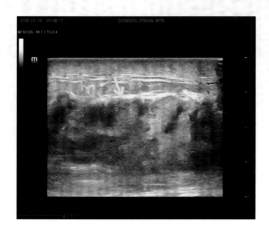

图16-1　左乳彩超（初诊）影像

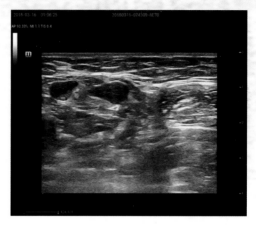

图16-2　左腋窝淋巴结彩超（初诊）影像

分类为4C类，考虑恶性肿瘤可能性大。左乳皮下软组织内呈裂隙样改变，较厚处约13 mm，皮下软组织水肿（图16-1）。

左侧腋窝可见多个低回声，边界清晰，较大淋巴结约13 mm×8 mm，CDFI示其内可见短线状血流信号，考虑肿大淋巴结（图16-2）。

左侧锁骨下可见多个低回声，边界清晰，较大淋巴

结约7 mm×5 mm，CDFI示其内可见丰富的血流信号，考虑肿大淋巴结（图16-3）。

右侧腋窝、锁骨下，双侧锁骨上、胸骨旁未探及明显肿大的淋巴结。

乳腺钼靶检查（初诊）：左乳见大片致密腺体影，皮下软组织明显增厚，BI-RADS分类为4C类，恶性肿瘤可能性大（图16-4）。

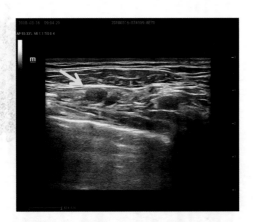

图16-3　左锁骨下淋巴结彩超（初诊）

其他影像学检查：胸部CT提示左乳约10 cm大小肿块（图16-5）。腹部超声、骨扫描均未见远处转移。

穿刺活检

左乳肿块行穿刺活检，病理切片证实为左乳浸润性乳腺导管癌，组织学分级Ⅲ级。

免疫组化：ER（＋）80%，PR（＋）50%，HER-2

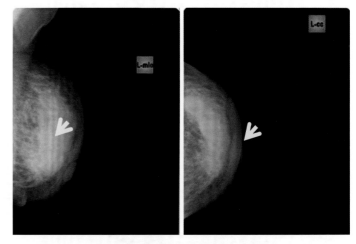

图16-4　左乳钼靶（初诊）影像

（－）、Ki-67阳性细胞数40%。

细针穿刺左腋窝肿大淋巴结，病理检查见癌细胞。

临床诊断

左侧乳浸润性乳腺导管癌，cT4N3M0 ⅢC期，HER-2（－），Luminal B型。

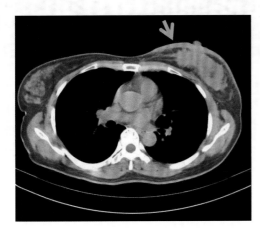

图16-5　左乳巨大包块CT（初诊）影像

术前治疗及评估

新辅助化疗：TEC方案（多西他赛+表柔比星+环磷酰胺）。

化疗2个周期后彩超检查：左乳头后方腺体层内约36 mm×11 mm的低回声；左腋窝淋巴结肿大消退，左锁骨下淋巴结缩小至4 mm。评估：肿瘤缩小、变软，淋巴结缩小。

继续化疗4个周期，共完成6个周期新辅助化疗。

新辅助化疗6周期结束后评估：

体格检查：左乳头内陷，原左乳10 cm巨大肿块缩小为乳头后方2 cm×2 cm和外上象限3 cm×2 cm肿块，质地变软，皮肤肿胀消退，变软，腋窝饱满，未扪及肿大淋巴结。

CT检查：左乳原10 cm巨大肿块缩小为外上象限内结节影（2 cm），左乳增厚皮肤明显消退（图16-6）。

超声检查：左乳2点钟位置距乳头30 mm处腺体层内18 mm×12 mm低回声；左乳乳头后方腺体层内11 mm×4 mm低回声（图16-7）。双腋窝多个淋巴结及淋巴结区域结构尚清晰，双侧锁骨上下、胸骨旁未见肿大淋巴结（图16-8）。

其他影响学检查：腹部超声、胸部CT、骨扫描未见远处转移。

新辅助化疗后疗效评价：化疗反应3级，临床部分缓解（PR）。

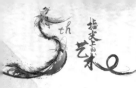

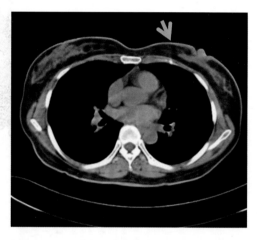

图16-6 左乳CT（新辅助化疗后）影像

手术方式

行左乳癌改良根治术+淋巴结清扫术。乳房全切（化疗前肿瘤几乎占据整个乳房，范围大，乳房皮肤呈"橘皮"征）；淋巴结：清扫Ⅰ区、Ⅱ区、Ⅲ区全部淋巴结（因化疗前肿瘤TNM分期为cT4N3M0ⅢC期）。

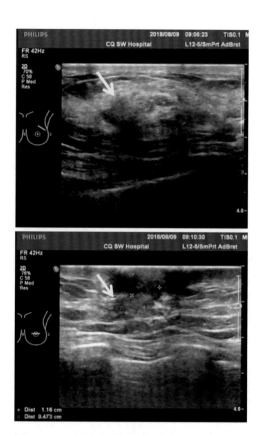

图16-7 左乳包块缩小后彩超（新辅助化疗后）

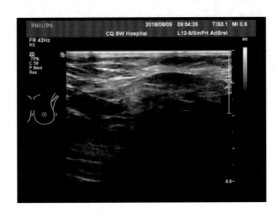

图16-8　左乳腋窝彩超（新辅助化疗后）

术后病理结果

大体标本：距乳头3 cm处可见2.5 cm×1.5 cm×1 cm大小灰白色肿块。左乳浸润性乳腺导管癌，脉管内见癌栓。

乳头及乳头深面腺体未见癌组织，皮肤切缘未见癌组织。

乳腺癌灶免疫组化：ER（＋）5%，PR（＋）30%，HER-2（2+），FISH HER-2扩增阴性，Ki-67阳性细胞数5%。淋巴结转移9/14：Ⅰ区、Ⅱ区淋巴结转移9/12，Ⅲ区淋巴结转移0/2。

淋巴结肿瘤细胞免疫组化：ER（＋）60%，PR（＋）1%，HER-2（－），Ki-67阳性细胞数5%。

病理诊断

左乳浸润性乳腺导管癌ypT2N2M0。

术后治疗

放疗，内分泌治疗（未绝经，卵巢功能抑制药联合内分泌治疗）和定期复查。

专家简介

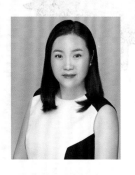

梁燕　主治医师，外科学博士

陆军军医大学第一附属医院

中国研究型医院学会乳腺专业委员会青年委员会常务委员，《中华乳腺病杂志（电子版）》中青年编委。主持国家和重庆市科研项目各一项。获得2018年"指尖上的艺术"全国中青年乳腺癌手术视频大赛总决赛常规组第一名。

手术视频

扫码在线观看手术视频

病例17　右乳癌改良根治术手术演示

病例简介

基本情况

患者，女，47岁。主诉：发现右乳上方肿块半年。现病史：就诊前半年发现右乳晕上方有一肿块，约3 cm，无疼痛、无乳头溢液等，未经治疗。半年来肿块逐渐增大，今因乳腺肿块伴胳膊胀痛就诊，门诊以"右乳癌"收住院。既往史：否认感染性疾病史，无高血压、糖尿病、肿瘤等慢性疾病史，无过敏史。家族史：无肿瘤疾病家族史。月经生育史：11（4~5）/（26~30），2008年8月6日足月产1次，无早产，流产2次。

专科查体

两侧乳房不对称，右乳上方近乳晕区皮肤水肿，呈"橘皮"样，扪及肿块约6 cm×7 cm，质硬，边界不清楚，可推动。右腋窝多枚肿大淋巴结，融合固定，约3 cm×4 cm。右锁骨上及锁骨下淋巴结未扪及。

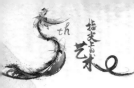

辅助检查

经超声检查，右乳外上低回声区58 mm×45 mm×27 mm，边界欠清晰欠规则、周围呈"蟹足"状、内可见点状强回声。右腋窝数个低回声区，较大的为29 mm×16 mm，边界欠清晰，淋巴门结构不清晰。双侧颈部及锁骨上未见肿大淋巴结。经胸部MRI和超声检查，左乳、腋窝下淋巴结未见转移病灶。经肺部CT、肝脏CT、头颅MRI和骨扫描，均未见转移病灶。经妇科超声检查，子宫附件未见异常（图17-1）。

穿刺活检

右侧肿块处选择粗针穿刺活检，病理切片证实为右乳浸润性导管癌。细针穿刺右腋窝、右锁骨下淋巴结见癌细胞。

免疫组化：ER（-）、PR（-）、HER-2（+）、Ki-67阳性细胞数75%。

临床诊断

右侧乳浸润性乳腺导管癌，cT3N3M0 ⅢC期，三阴性乳腺癌。

术前治疗

经多学科讨论认为，患者乳腺癌为局部晚期，需首先应用新辅助化疗。根据NSABP B-30研究认为，AC→T（多柔比星+环磷酰胺→多西他赛）化疗方案较TA（多西比赛+多柔比星）化疗方案及TAC（多西他赛+多柔比星+环磷酰胺）化疗方案提高了无病生存期（DFS），但总生存率（OS）无差异，8年生存率：AC→T方案（83%）、TA方案（79%）、TAC方案（79%）。TAC疗程短，便于评价疗效和换药，但不良反应相对较大（表17-1，图17-2）。

新辅助化疗前：右乳浸润性乳腺导管癌（T3N3M0 ⅢC期）。

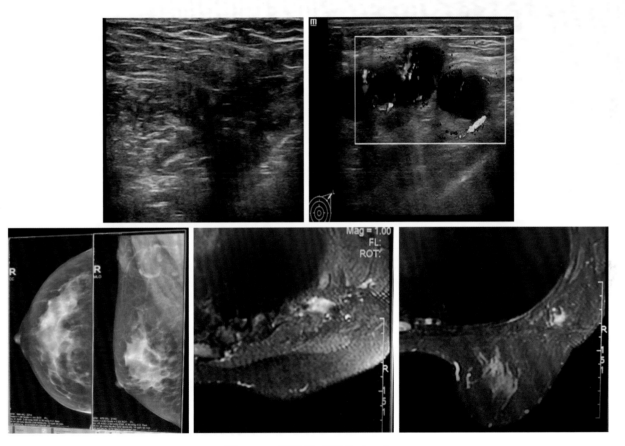

图17-1　辅助检查影像（一）

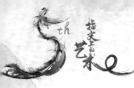

中国中青年医生乳腺癌手术视频精选集

表17-1 超声检查（4次）及MRI检查（2次）与评估新辅助化疗

时期	原发灶大小（mm）	腋窝淋巴结大小（mm）	锁骨下淋巴结大小（mm）	临床分期
化疗前	58×45×27	29×16融合固定	10×20	ⅢC
TEC×2	26×15×20	17×7孤立可推动	0.7×0.5	ⅡB
TEC×4	12×11×8	15×9孤立可推动	0.5×0.5	ⅡA
TEC×6	未见肿块	1.0×0.7孤立可推动	未见	ⅡA

新辅助化疗后：右乳浸润性乳腺导管癌（T0N1M0 ⅡA期）。

手术方式

右乳癌改良根治术+不开窗Ⅰ区、Ⅱ区、Ⅲ区淋巴结清扫术（简称不开窗胸肌清三术），整块切除肿瘤及周

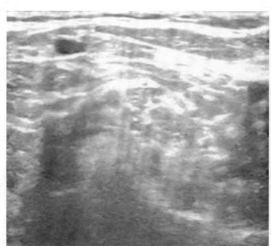
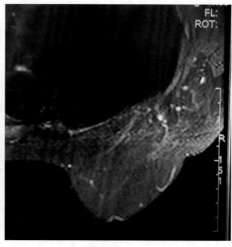
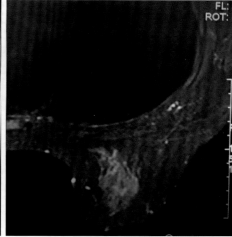

图17-2　辅助检查（二）

边组织，确保切缘阴性，保护胸肌功能。

术中亮点

1. 不开窗胸肌清三术

乳腺癌改良根治术，难度最大的是清扫第三组淋巴结。常需要切断胸肌或胸肌开窗，笔者团队采用的方法不仅不开窗，减少了胸肌损伤，而且还能更好地显露锁骨下静脉。

2. 整块切除保功能

笔者团队推崇精工匠精神，强调整块切除肿瘤和精细解剖，更多不常见的解剖结构，在手术中亦能够自然显露，而不需要刻意去解剖，做到最大程度的保留功能。

术后病理结果

大体标本：距乳头1 cm处可见0.4 cm×0.3 cm×0.3 cm 灰白色肿块。右乳浸润性乳腺导管癌，Ⅲ级，化疗反应4级，淋巴结5/30、脉管侵犯（＋）。

Ⅰ区淋巴结：1/8（外三角外侧1枚淋巴结转移）转移。

Ⅱ区淋巴结：0/7转移。

Ⅲ区淋巴结：2/4转移。

肌间淋巴结：1/6转移。

锁骨下淋巴结：1/5转移。

免疫组化：ER（−）、PR（−）、HER-2（＋）、Ki-67阳性细胞数32%。

病理诊断

右侧乳浸润性乳腺导管癌，ypT1N3M0。

术后情况

经多学科讨论，术后继续采取TEC方案化疗2次或卡培他滨治疗8周期或者也可以采用其他方案治疗。CREATE-X、Gepar Trio、MDACC研究认为，遵循乳腺癌诊治指南结合临床研究，可提供最大获益的个体化方案，这些治疗方法均需患者及其亲知情同意。

术后小结

根据我们的临床手术实践认为，乳腺癌手术局部解剖需要更多的思考与学习，用精准细致的精神进行手术，可以获得更多的结构显露，例如图17-3和图17-4就能清晰地显露各种神经与血管。

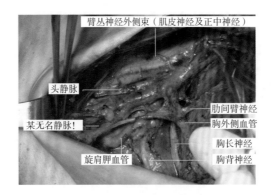

图17-3　思考1：无名静脉

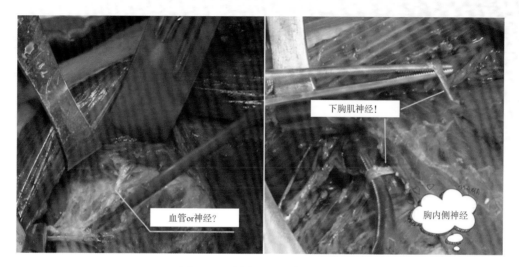

图17-4　思考2：胸内侧神经

专家简介

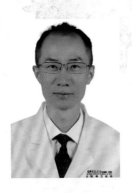

马小鹏　医学博士，副主任医师，副教授，硕士研究生导师

中国科学技术大学附属第一医院（安徽省立医院）甲状腺乳腺中心

中华医学会乳腺肿瘤青年学组委员、中华医学会外科学分会内分泌肿瘤外科学组副组长。

手术视频

扫码在线观看手术视频

病例18 双染法保留上肢淋巴引流的乳腺癌改良根治术

背景介绍：常规腋清术后，上肢淋巴水肿发生率高达77%，严重影响患者生活质量。既往报道腋下淋巴结清扫时切断或损伤上肢淋巴引流通路是导致淋巴水肿的重要原因之一。因此，识别并保护上肢淋巴引流通路，个体化腋窝淋巴结精准清扫对减少上肢淋巴水肿发生具有重要临床意义。上肢淋巴引流与乳腺淋巴引流系统在解剖与功能上相对独立，极少存在交通，文献报道交通比例约4.3%。曾有学者通过单染法逆行淋巴显影保护上肢淋巴引流，但无法辨别来自上肢和乳腺的淋巴引流通路。我们前期研究发现，采用纳米碳联合吲哚菁绿（indocyanine green，ICG）的双染法能够准确区分来自乳腺和上肢的淋巴通路，在保留上肢淋巴引流的同时，有助于更精准地腋窝淋巴结清扫，进一步降低上肢淋巴水肿的发生。

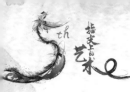

病例简介

基本情况

患者，女，51岁。2018年8月15日因"发现右乳肿块1年"入院，49岁绝经，既往史无特殊，无家族史。

专科查体

右乳6点钟位置距乳晕旁可扪及一2 cm×2 cm质硬肿块，边界欠清楚、活动尚可，肿块表面皮肤无"橘皮"征及"酒窝"征。左侧乳房未扪及肿块。右腋窝可扪及一1.5 cm×1 cm肿大淋巴结，活动尚可。左腋窝及双锁骨上下未扪及肿大淋巴结。

辅助检查

乳腺超声检查（2018年8月15日）：右乳6~7点钟位置距乳头旁腺体层内见22 mm×17 mm低回声，边界欠清晰，形态呈花瓣样，内见点状强回声，CDFI示内见点状血流信号（图18-1）。

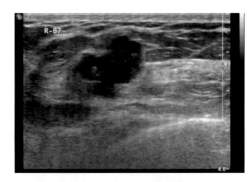

图18-1　超声检查影像学

乳腺钼靶检查（2018年8月15日）：右乳占位并钙化（图18-2），BI-RADS分类为4B类。

乳腺区域淋巴结超声检查（2018年8月15日）：右侧腋窝见多个低回声，较大淋巴结14 mm×9 mm，CDFI示内见点状血流信号。左侧腋窝、双侧锁骨上下及胸骨旁未探及肿大淋巴结。

胸部CT（2018年8月16日）：双肺CT平扫未见异常。右侧乳腺内结节影（图18-3），考虑乳腺癌。右侧腋窝内见增大的淋巴结，胸小肌后方及内侧可见稍大淋

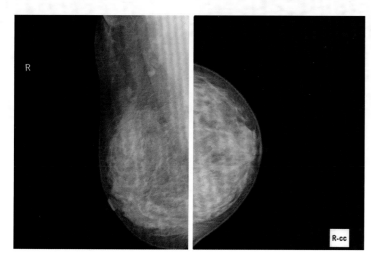

图18-2 乳腺钼靶影像学

巴结（性质待定）。

腹部超声、骨显像及其他各项检验指标无异常。

穿刺活检

行右乳肿块穿刺活检（2018年8月20日），病理切片

证实为右乳浸润性癌。

免疫组化：ER 50%（+）、PR 30%（+）、HER-2（-）、E-cad（+）、Ki-67阳性细胞数30%，Luminal B型。

临床诊断

右侧乳腺癌cT2N1M0，ⅡB期。

手术方法

术前1天于乳晕周围皮下注射纳米碳（25 mg），术中在上臂肌间沟皮下注射ICG 1.25 mg（1 mL）。术中使用荧光显像系统跟踪并标识上肢淋巴引流通路。在双染法下保留上肢淋巴引流进行乳腺癌改良根治术。

术后病理结果

右乳浸润性乳腺导管癌（组织学分级Ⅱ级），右腋

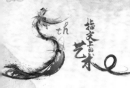

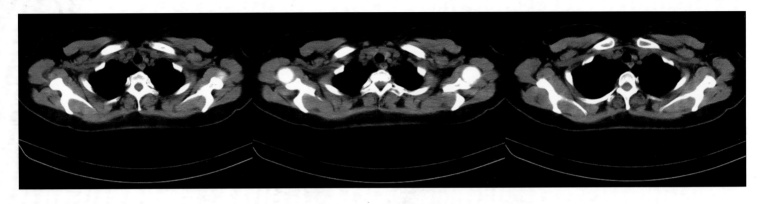

图18-3　胸部CT影像学

窝Ⅰ区淋巴结15枚中2枚见癌转移，右腋窝Ⅱ区淋巴结6枚中2枚见癌转移，右腋窝Ⅲ区淋巴结3枚均未见癌转移，胸肌间组织未见癌转移，荧光显影淋巴结3枚均未见癌转移，荧光显影淋巴组织未见癌转移。

免疫组化：ER 50%（+）、PR 40%（+）、HER-2（−）、Ki-67阳性细胞数30%、E-cad（+），Luminal B型。

术后诊断

右侧乳腺癌pT2N2M0，ⅢA期。

术后治疗

术后给予辅助化疗，采用EC化疗方案（表柔比星+环磷酰胺）治疗4周期并序贯T方案（多西他赛）治疗4周期+内分泌治疗（来曲唑）以及辅助放疗。

病例小结

双染法比单染法更能准确辨别上肢及乳腺的淋巴引流通路，有望更有效地保护上肢淋巴引流通路的完整性，但目前用双染法的病例尚少，还需进一步研究。同时，双染法为乳腺癌个体化、精准化淋巴结清扫提供新的临床研究思路。

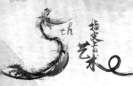

专家简介

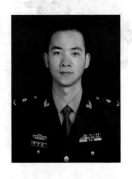

李世超　主治医师，讲师，博士

陆军军医大学第一附属医院

擅长乳腺癌、甲状腺癌根治性手术，乳腺微创手术及乳腺癌术后乳房整形重建手术；发表SCI论文3篇，国内期刊论文数篇，参与主持多项国家级、省部级课题。

手术视频

扫码在线观看手术视频

128

AME JOURNALS

Founded in 2009, AME has rapidly burst into the international market with a dozen of branches set up all over mainland China, Hong Kong, Taiwan and Sydney. Combining the highest editorial standards with cutting-edge publishing technologies, AME has published more than 60 peer-reviewed journals (13 indexed by SCIE and 18 indexed by PubMed), predominantly in English (some are translated into Chinese), covering various fields of medicine including oncology, pulmonology, cardiothoracic disease, andrology, urology and so forth (updated on Jun. 2020).

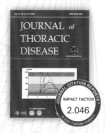
JOURNAL of THORACIC DISEASE
IMPACT FACTOR 2.046

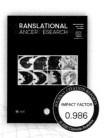
TRANSLATIONAL CANCER RESEARCH
IMPACT FACTOR 0.986

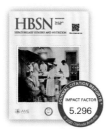
HBSN
IMPACT FACTOR 5.296

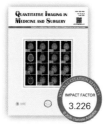
QUANTITATIVE IMAGING IN MEDICINE AND SURGERY
IMPACT FACTOR 3.226

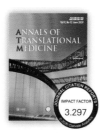
ANNALS OF TRANSLATIONAL MEDICINE
IMPACT FACTOR 3.297

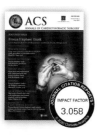
ACS ANNALS OF CARDIOTHORACIC SURGERY
IMPACT FACTOR 3.058

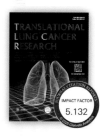
TRANSLATIONAL LUNG CANCER RESEARCH
IMPACT FACTOR 5.132

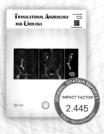
TRANSLATIONAL ANDROLOGY AND UROLOGY
IMPACT FACTOR 2.445

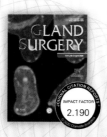
GLAND SURGERY
IMPACT FACTOR 2.190

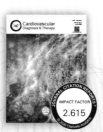
Cardiovascular Diagnosis & Therapy
IMPACT FACTOR 2.615

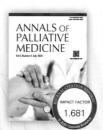
ANNALS OF PALLIATIVE MEDICINE
IMPACT FACTOR 1.681

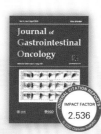
Journal of Gastrointestinal Oncology
IMPACT FACTOR 2.536

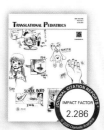
TRANSLATIONAL PEDIATRICS
IMPACT FACTOR 2.286

  AME Publishing Company
Academic Made Easy, Excellent and Enthusiastic
砍客千里目、快乐搞学术